Kathrin Kiss-Elder

Möglichkeiten zur Reduzierung von Patientenwartezeiten in der ambulanten Krankenhausversorgung

GRIN Verlag

Bibliografische Information der Deutschen Nationalbibliothek:

Die Deutsche Bibliothek verzeichnet diese Publikation in der Deutschen Nationalbibliografie; detaillierte bibliografische Daten sind im Internet über http://dnb.d-nb.de/ abrufbar.

Impressum:

Druck und Bindung: Books on Demand GmbH, Norderstedt Germany
ISBN: 978-3-640-82072-6

Dieses Buch bei GRIN:

http://www.grin.com/de/e-book/165938/moeglichkeiten-zur-reduzierung-von-patientenwartezeiten-in-der-ambulanten

Termin: Oktober 2008

Fach / Fachbereich: Pflege / Auftrag A2008-6379

Titel der Arbeit: Diplomarbeit
Möglichkeiten zur Reduzierung von Patientenwartezeiten in der ambulanten Krankenhausversorgung.

Umfang: 44 Seiten

Gliederung

1. Fundierung

1.1. Übersicht

Die folgende Arbeit fokussiert sich auf das Setting Krankenhaus: Gesetzlich werden Krankenhäuser als Einrichtungen bezeichnet, „in denen durch ärztliche und pflegerische Hilfeleistung Krankheiten, Leiden oder Körperschäden festgestellt, geheilt oder gelindert werden sollen oder Geburtshilfe geleistet wird und in denen die zu versorgenden Personen untergebracht und verpflegt werden können." (Bartz, 2006: 7) Das Spektrum der Aufgaben, die im Krankenhaus erbracht werden, definiert sich damit folgendermaßen:

- Diagnoseleistungen,
- Therapieleistungen,
- Pflegeleistungen und
- Versorgungs- und Verwaltungsleistungen[1].

Wartezeiten sind dabei gewissermaßen das unerwünschte Abfallprodukt, den ein Krankenhaus alltäglich produziert. Doch wird dies immer weniger akzeptiert, wie ich zeigen werde. Ich bezog mich dabei auf Wartezeiten, die strukturell bedingt sind. Ich bezog mich nicht auf Wartezeiten, die materiell verursacht werden, etwa die Wartezeit auf eine Spezialintervention, eine Transplantation, oder die Wartezeit auf einen Rehabilitationsplatz, die ja in der Öffentlichkeit eher diskutiert werden[2].

Zuerst werde ich in diesem Kapitel schlaglichtartig verschiedene Perspektiven aufzeigen, die mir zur Fundierung des Themas unverzichtbar erscheinen.
Im zweiten Kapitel werde ich Strukturen unseres deutschen Gesundheitssystems und zweier anderer europäischer Gesundheitssysteme erläutern. Im dritten Kapitel zeige ich die Bedeutung von Patientenwartezeiten auf, im Zentrum stehen dabei die strukturellen Bedingungen für das Ereignis Patientenwartezeit. Im vierten Kapitel erläutere ich die Möglichkeiten zur Reduzierung von Patientenwartezeiten, wie sie nicht nur von Experten aus dem Bereich Krankenhaus identifiziert werden. Was das Ärgerliche ist – dass Wartezeiten immer wieder in den unterschiedlichsten Bereichen unser Leben „durchkreuzen", bedeutet auch, dass sich unterschiedlichste Experten Gedanken dazu gemacht haben, wie Wartezeiten vermieden werden können. Im fünften Kapitel reflektiere ich dann die Ergebnisse und subsumiere die Erkenntnisse, die ich in der Arbeit zusammentragen konnte, die im Fazit noch einmal verdichtet und gegen den Strich gebürstet werden.

---

[1] Vgl. Bartz, 2006: 8
[2] Vgl. Busse. Riesberg, 2005: 86

1.2. Wissenschaftliche Fundierung

Inzwischen gibt es eine Vielzahl von Veröffentlichungen zu der Frage, wie das System Krankenhaus besser funktionieren kann, wie man es besser steuern kann, wie Kosten reduziert werden können oder der „Human Factor" im Alltagsgeschäft der Pflege und medizinischen Versorgung wieder mehr Raum gewinnen kann. Im Ende ist es eine gesunkene Scheu vor Fehlern, die Fehler im System sichtbarer werden lässt. Dabei wird eine Vielzahl bewährter und innovativer Methoden diskutiert.

Wo lässt sich etwas über Patientenwartezeiten lernen? Zuerst bei Betroffenen, den Patienten, Ärzten, Pflegern und Verwaltungskräften. Auch in unterschiedlichsten Fachbereichen – in der Wirtschaft, besonders dem Marketing, und der Prozesssteuerung, in der Psychologie, besonders der Wahrnehmungs- und Sozialpsychologie. Wartezeiten stellen so eine faszinierende Schnittstelle zwischen betriebswirtschaftlichen, psychologischen und medizinisch-pflegerischer Perspektive dar, bei der im günstigsten Fall die Lebensqualität nicht nur von Patienten, sondern auch von Pflegern und Ärzten verbessert wird.

1.3. Die gesellschaftliche Debatte

Das Gesundheitssystem ist inzwischen Teil einer ausgedehnteren gesellschaftlichen Debatte geworden, die auch die Erwartungen prägt, die Patienten an das System Krankenhaus haben[3]: „Die Intelligenz von Organisationen wird immer mehr zu einem Kernthema gesellschaftlicher Entwicklung. Krankenhäuser [...] stehen unter großem Druck, werden zur Veränderung gezwungen. Die ökonomischen und rechtlichen Rahmenbedingungen verschärfen die Konkurrenzsituation untereinander. [...] Die ökonomischen Sicherheiten gehören endgültig der Vergangenheit an. [...] Patienten erwarten beste medizinisch-pflegerische Qualität; persönliche Betreuung, High-tech und High-touch rund um die Uhr. (Grossmann, Scala, 2002: 7) Die Patienten sind anspruchsvoller geworden und lassen sich nicht mehr so leicht zufrieden stellen. So ist das, was Grossmann und Scala formulieren, ein wesentlicher Ansatzpunkt dieser Arbeit: Es ist nicht nur einfach „nicht nett", Patienten warten zu lassen, es geht auch nicht nur um ein Gebot der Menschlichkeit, einen vielleicht verängstigten, vielleicht leidenden Patienten warten zu lassen, es ist auch ein Gebot der Ökonomie[4] und eine logische Fortsetzung einer Entwicklung weg vom Halbgott in weiß hin zum Patienten als Kunden, den es zu gewinnen und zu halten gilt[5]. Das Menschliche wird wichtiger, auch in Form quantifizierter oder quantifizierbarer Kennzahlen[6]. Wartezeiten stehen bei Patientenbefragungen ganz oben bei den monierten

---

[3] Vgl. Bärwolff, Victor, Hüsken, 2006: 1
[4] Vgl. Schrappe in Klauber, Robra, Schellschmidt, 2004: o.P.
[5] Vgl. Grossmann in Grossmann, Scala, 2002:63, Kothe-Zimmermann, 2006: 33ff, Loeser, 2006: 11
[6] Vgl. Busse, Riesberg, 2005. 207

Qualitäten[7]. Weiterhin halten sich überkommene institutionelle Strukturen und eine „paternalistisch geprägte Arzt-Patient-Beziehung“ (Herrmann, Heintze in Klauber, Robra, Schellschmidt, 2004: o.P.), aber diese Strukturen werden doch zunehmend relativiert.

Allerdings ist dieser „Kunde“ meist noch vergleichsweise schlecht informiert. Informationen zur Qualität von Gesundheitseinrichtungen werden in Deutschland nur sporadisch veröffentlicht, etwa in Form von „Hitlisten“, meist spielen Empfehlungen von Freunden und Verwandten eine größere Rolle[8]. „ Trotz erheblicher Aufwendungen für Qualitätssicherung bekommt der Versicherte in Deutschland keine Antwort auf die Frage: „In welchem Krankenhaus werde ich am besten behandelt?“ Einem traditionellen Verständnis zufolge ist die Beantwortung dieser Frage gar nicht notwendig, weil Qualität durch entsprechende Instrumentarien überall gesichert wird.“ (Leber in Klauber, Robra, Schellschmidt, 2004: o.P.) Doch das entspricht nicht dem alltäglichen erleben vieler (potentieller) Patienten.
Hier liegt nahe, dass die Erlebnisqualität und nicht unbedingt die medizinische Qualität en Detail wesentlicher Bestandteil der Patientenerzählungen sein werden – und Wartezeiten prägen diese entscheidend, wie ich später noch ausführen werde.

Inzwischen verlangt der Gesetzgeber aber, dass Krankenhäuser zweijährlich über ihre Leistungen und deren Qualität strukturiert und gleichförmig Bericht erstatten, um Patienten die Wahl des Krankenhauses zu erleichtern[9]. Diese Berichte sind jedoch selten aus Verbrauchersicht strukturiert und wenig zugänglich, oft auch nur im Internet veröffentlicht, werden wenig bekannt gemacht, die meisten vergleichen Qualitätsstudien von Krankenhäusern sind für Patienten noch zu unüberschaubar, sie sind oft von der Komplexität der Daten überfordert[10]. Es ist hier an der Zeit, niedrigschwellige Informationsangebote zur Verfügung zu stellen, und das nicht nur im Internet[11].

Dies gilt umso mehr, da das Gesundheitswesen mit seinen organisationalen und ökonomischen Bedingungen und Gepflogenheiten immer mehr zum Politikum wird und immer stärker gesellschaftlich diskutiert wird[12] - nicht immer zugunsten wirklicher Verbesserungen – aber der Druck wird höher[13]. Der Arzt und das unterstützende pflegerisch-verwalterische Setting wird zum wählbaren Dienstleister[14]. Der Wettbewerbsdruck steigt sowohl durch die gesteigerte gesellschaftliche Sensibilität als auch durch das 2003 eingeführte fallbasierte

---

[7] Vgl. Andersen in Busse, Schreyrögg, Gericke, 2006: 192
[8] Vgl. Geraedts, 2008: 154, 161
[9] Vgl. Geraedts, 2008: 154
[10] Vgl. Geraedts, 2008: 156ff, Herrmann, Heintze in Klauber, Robra, Schellschmidt, 2004: o.P., Hildebrand in Klauber, Robra, Schellschmidt, 2004: o.P.
[11] Vgl. Schaeffer, Dierks in Klauber, Robra, Schellschmidt, 2004: o.P.
[12] Vgl. Oberender, Hebborn, Zerth: 2006: 4
[13] Vgl. Beske, 2007: 1
[14] Vgl. Sommer, 2006: 1

Vergütungssystem, das „Diagnosis realted Groups“-/DRG-System, das zuerst freiwillig eingeführt wurde, aber mittelfristig verpflichtend sein soll[15].

1.4. Weitere Tendenzen

Unsere Gesellschaft wird älter, und das führt dazu, dass die Morbidität steigt. Dies bedeutet aber auch, damit das nicht desaströse Folgen für die Kosten im Gesundheitssystem und damit für den Steuerzahler hat, möglichst effizient und patientennah gearbeitet werden muss – eher ambulant als stationär, eher präventiv als kurativ, eher eine gute Rehabilitation als Dauerpflege. Die Krankenpflege ist da besonders gefordert und wird m.E. noch viele Innovationswellen erleben – ihre Kompetenzen werden in den nächsten Jahren besonders gefordert werden[16].

1.4.1. Tendenzen im System Krankenhaus

Es lässt sich eine starke Tendenz zu ambulanter statt stationärer Versorgung feststellen[17] - längerfristig werden noch Kothe-Zimmermann zwischen 20 und 50% der bisherigen Betten nicht mehr benötigt bzw. abgebaut – so zeigt auch Kienbaum in seiner Krankenhausstudie von 2002 auf[18]. Ein Personalabbau ist in der Pflege und in der Verwaltung geplant, Ärzte und Fachleute der Informationsverarbeitung werden aufgestockt[19]. Der Kostendruck wird steigen[20]. Das Krankenhaus wird damit immer mehr ein Ort, wo man nicht hingeht, um zumindest mehrere Tage zu bleiben, sondern wo man hingeht, um wieder wegzugehen. Diese Betonung der ambulanten Versorgung und einer Reduzierung des stationären Aufenthaltes führt wiederum praktisch dazu, dass Patienten immer mehr warten können, bzw. der gestiegenen Wichtigkeit eines effizienten Terminmanagements.

Stationäre und ambulante Versorgungsstrukturen verzahnen sich dabei immer mehr, hier ist aber noch viel zu tun[21]. Der dadurch entstandene Druck zur „gesamtheitlichen Optimierung der Leistungsprozesse entlang der medizinischen Wertschöpfungskette“ (Bartz, 2006: 5) setzt Ärzte und Pfleger in die schwierige Situation, einerseits „billiger“ zu werden, andererseits aber auch den Patienten mehr als bisher entgegenzukommen und seine nicht-medinzischen Bedürfnisse stärker als bisher in ihr Handeln einzubeziehen.

---

[15] Vgl. Bartz, 2006: 4, 30, Kothe-Zimmermann, 2006: 13ff
[16] Vgl. Nagel, 2007: 339
[17] Vgl. Busse, Riesberg, 2005: 66, 110, Oberender, Hebborn, Zerth: 2006: 11
[18] Vgl. Busse, Riesberg, 2005: 66, Kienbaum, 2008: o.P., Kothe-Zimmermann, 2006: 16
[19] Vgl. Kienbaum, 2008: o.P.
[20] Vgl. Lohmann in Debatin, Goyen, Schmitz, 2006:VII
[21] Vgl. Oberender, Hebborn, Zerth: 2006: 11

Der Wettbewerb um Privatpatienten wird dabei mutmaßlich weiter ansteigen – sowohl als Meinungsführer, als die Privatpatienten in Erscheinung treten, als auch wegen der Honorierung[22].
Möglicherweise wird sich das Gesundheitssystem weiter dezentralisieren und weiter privatisieren, eine zentrale Kontrolle wesentlich über Kosten übernehmen[23]. Durch Kosteneinsparungen im Gesundheitswesen wird auch die Personaldecke sich in absehbarer Zeit kaum verbessern, sondern tendenziell eher verschlechtern[24].
Und. Es werden immer mehr moderne Kommunikationstechnologien in vielfältigster Form, ob als Handheld-Lösung, elektronisches Diktieren oder im Rahmen von ferndiagnostischen Strukturen (eHealth) Eingang in den Krankenhausalltag finden[25]. Datenverarbeitung und Datenkonfigiration wird immer wichtiger.

1.4.2. Demografische Tendenzen

Es lassen sich folgende demografische Tendenzen identifizieren:

- Europäer werden immer älter[26]. Welche Folgen das genau haben wird, ist kaum abzusehen, weil dies auch von medizinisch-medikamentösen Innovationen und dem Gesundheitsverhalten der Menschen abhängt – und das ist ja in den letzten Jahrzehnten tendenziell besser geworden.
- Es ist zu bedenken, dass die Zahl verwirrter Patienten bzw. Patienten mit akuter psychischer Erkrankung vermutlich weiter steigen wird[27]. Psychosoziale Erkrankungen sind weiterhin unterversorgt, durch ein verändertes gesellschaftliches Bewusstsein ist aber mit einer Erhöhung der Patientenzahlen zu rechnen[28].
- Es muss mit einem Anstieg chronischer Erkrankungen und Multimorbidität gerechnet werden, die wiederum immer weniger stationär sondern ambulant versorgt werden[29]. Hierbei wird nicht nur die kurative Perspektive relevant, sondern zunehmend die Frage, wie ich die Lebensqualität von Erkrankten übe Jahre oder sogar Jahrzehnte verbessern kann.
- Es wird zu einem Anstieg von Pflegefällen kommen[30]. Das wird zu einem großen Umdenken motivieren, wie es täglich in Tageszeitungen diskutiert wird.

---

[22] Vgl. Kothe-Zimmermann, 2006: 39ff
[23] Vgl. Busse, Riesberg, 2005: 64ff
[24] Vgl. Oberender, Hebborn, Zerth: 2006: 181
[25] Vgl. Bärwolff, Victor, Hüsken, 2006:4ff
[26] Vgl. Hofmarcher, Rack, 2006: 235
[27] Vgl. Busse, Riesberg, 2005: 139
[28] Vgl. Oberender, Hebborn, Zerth: 2006: 11
[29] Vgl. Oberender, Hebborn, Zerth: 2006: 101, 111
[30] Vgl. Oberender, Hebborn, Zerth: 2006: 111ff

1.5. Die ökonomische Perspektive

Wartezeiten sind wesentliche Faktoren sowohl für die Patientenzufriedenheit, als auch des pflegerischen Personals und der Ärzte, als auch der Manager, die die Ressource Zeit wie andere Ressourcen eines Krankenhauses verwalten. Stimmt das so?
„Da sich die Kerndienstleistungen in vielen Dienstleistungsunternehmen angleichen und damit nahezu austauschbar werden, versuchen Unternehmen über die optimale Gestaltung von Randdienstleistungen – wie etwa Wartezeitenmanagement – Profil zu gewinnen." (Fuchs, 2008: 3)

Wartezeiten kosten – dies ist allgemeiner Konsenz – und zwar einmal durch den Verlust des Ansehens einer Abteilung, in der vielleicht besonders viel gewartet werden muss oder dadurch, dass Patienten, die einmal länger gewartet haben, sich das nächste Mal ein anderes Krankenhaus suchen.

Kosten durch Werteverlust und Ressourcenverwendung entstehen auch direkt: Durch die ungenutzte Zeit[31]. Grundsätzlich wird die Ressource Zeit bei Ärzten höher eingeschätzt als die der Patienten – die der Ärzte kostet offensichtlich etwas, während die Zeit der Patienten zumindest vordergründig kostenlos zur Verfügung steht. Doch dies ist nicht so: Auch Patienten haben Ausfallzeiten, wenn sie etwa in der Arbeitszeit ein Krankenhaus aufsuchen müssen, auch ihre Zeit kostet etwas, wenn sie etwa für Kinderbetreuung zahlen müssen. In den Verbraucherzentralen bzw. den von ihnen diskutierten Patientenrechten wird dies zumindest ansatzweise inzwischen gewürdigt[32]. Volkswirtschaftlich entstehen durch die Wartezeit ja auch auf Seiten des Patienten Werteverluste[33].

1.6. Die Nullhypothese

Grundsätzlich ist zu beachten, weil es zu schnell zu selbstverständlich ist, ob eine Reduzierung der Patientenwartezeiten (von welcher Seite aus) überhaupt wünschenswert ist. Dies stellt gewissermaßen die Gegenhypothese, die Nullhypothese dieser Arbeit dar. Folgen wir kurz diesem Gedanken. Denn für Wartezeiten spricht einiges:

- Der Patient ist über einen längeren Zeitraum verfügbar, auf eine komplizierte Terminverwaltung kann verzichtet werden. Daraus manchmal entstehende Erwartungen des Patienten, schnell „bedient" zu werden, kommen gar nicht erst auf.
- Wartezeiten signalisieren symbolisch ein Statusgefälle – man lässt warten – so schildert es etwa Bartens[34]. Durch die Kontrolle über Zeitstrukturen demonstrieren wir unsere Macht[35]. Erst seit den 1970er

---

[31] Vgl. Kothe-Zimmermann, 2006: 101
[32] Vgl. Verbraucherzentrale Bremen, 2004: o.P.
[33] Vgl. Loeser, 2006: 11
[34] Vgl. Bartens, 2007: 42
[35] Vgl. Justo, 2004: 35

Jahren zeigen sich Ansätze, dieses Statusgefälle auszugleichen[36]. Dies wird je nach personalen und soziostrukturem Profil von Arzt und Patient mehr oder minder erfolgreich sein.

- Der Patient wird damit eingestimmt und wird möglicherweise eine höhere Compliance zeigen.
- Durch eine höhere Wartezeit kann es sein, dass ein Patient selbst bestrebt ist, seinen eigentlichen Behandlungs- oder Gesprächsaufenthalt so kurz wie möglich zu machen und damit „unnütze" Fragen gar nicht zu stellen[37].
- Der Patient hat durch eine gewisse Wartezeit die Möglichkeit, sich auf die Situation Krankenhaus und seine Rolle als Patient einzustimmen. Gerade auch Kinder werden damit mit der besonderen Stimmung im Krankenhaus, den für kleinere Kinder merkwürdig angezogenen Personal, den fremden Gerüchen etc. vertraut gemacht und reagieren bei Behandlungsbeginn möglicherweise weniger ängstlich.
- Der Patient hat während der Wartezeit die Möglichkeit, sich mit anderen, möglicherweise ähnlich Betroffenen, auszutauschen und damit mittelfristig ein Netzwerk aufzubauen. Klassisch sind etwa die Freundschaften, die beim gemeinsamen Warten vor dem Kreißsaal entstehen.

Es ist also eine im Ende noch zu evaluierende Alternativhypothese, dass Wartezeiten für das Personal und / oder die Patienten zu vermeiden sind. In den Rahmen dieser Hypothese ist die folgende Arbeit gestellt:

1.7. Die Alternativhypothese

Wartezeiten tangieren die Zufriedenheit eines Patienten, dem es vielleicht akut nicht gut geht, der Schmerzen hat, psychisch verwirrt ist oder in der Ungewissheit über das Ergebnis eines bevorstehenden Arztgespräches alles „möglichst schnell hinter sich" haben will. Für Patienten ist das Krankenhaus eine nicht wünschenswerte Sondersituation, auch wenn sie sich dort vielleicht gut auskennen und gut aufgehoben fühlen.
Vor allem negative Empfindungen kommen ins Spiel: Angst, psychische oder physische Schmerzen, Kontrollverlust, Ungewissheit, Desorientierung, Schuld- und Unterlegenheitsgefühle.

Aus unterschiedlichsten Gründen kann die Zeit des Patienten knapp sein – weil Kinder oder Partner auf ihn warten, weil er nicht zu lange seiner Arbeit fernbleiben möchte oder kann, weil er lebensbedrohlich erkrankt ist und weiß, dass ihm nicht mehr viel Zeit bleibt.... Auch für Pfleger und Ärzte können wartende Patienten zum Problem werden: kindliche Patienten werden quengelig oder bekommen Angst, ältere werden ein Arztgespräch mit einer Klage einleiten, was die Kommunikation zwischen Arzt und Patient nicht gerade

---

[36] Vgl. Bartens, 2007: 163
[37] Vgl. Bartens, 2007: 35

angenehm macht, der Arbeitsdruck steigt, junge Ärzte machen unter dem druck vermutlich mehr Fehler.

2. Gesundheitssysteme

2.1. Historischer Abriss

„Der Arzt dient der Gesundheit des einzelnen Menschen und der Bevölkerung. Der ärztliche Beruf ist kein Gewerbe. Er ist seiner Natur nach ein freier Beruf." (Berufsordnungen für Ärzte der Landesärztekammer, §1, in Nagel, 2007: 321)

„Krankenpflege ist ein eigener Fachbereich und umfasst die Gesamtheit pflegerischen Handelns bei gesunden und kranken Menschen aller Altersgruppen zur Erhaltung, Anpassung und Wiederherstellung der normalen physischen, geistigen und sozialen Funktionen und Aktivitäten des täglichen Lebens." (Deutscher Berufsverband für Krankenpflege in Nagel, 2007: 335)

Heute gibt es 304.000 Ärzte und 715.000 Pflegekräfte in Deutschland[38]. Das entspricht 2004 269 Einwohner pro Arzt, im Gegensatz zu 305 Einwohner pro Arzt zehn Jahre zuvor[39]. Erst durch die Einführung des Sozialversicherungssystems in Deutschland wurden solche Zahlen und die damit einhergehende umfassende Versorgung der Bevölkerung möglich[40].

Bis zum 19. Jahrhundert wurden ärztliche und pflegerische Tätigkeiten von einer Vielzahl von Berufen mit sehr unterschiedlicher Standardisierung ausgeübt. Ein Handwerksberuf wie etwa der des Schreiners erfuhr viel früher eine gewisse Standardisierung und unterlag einem bestimmten Curriculum, während die Vorstellung eines Heil-Berufes vergleichsweise neu ist[41]. Bader, Dentist, Wundarzt, klösterliche Schwestern und Brüder, die ein Siechenhaus oder ein Hospital betrieben – zuerst stand die Berufung, dann der Beruf. Erst Florence Nightingale in England und Agnes Karll in Deutschland wurde das Berufsbild der Krankenpflegerin revolutioniert – hin zu einer Profession mit Curriculum und Berufsverbänden[42].

Die gesetzliche Krankenversicherung wurde in Deutschland 1883 unter Bismarck eingeführt – es gilt als das erste Land, das dies tat[43]. Sie beinhalte Mindestleistungen und Mindestbeiträge[44], das war ein Anfang. Sie diente ursprünglich dazu, das Verarmungsrisiko durch zu hohe Krankheitskosten zu vermeiden – und dazu, dass alle, die es sich früher nicht leisten konnten, nun

---

[38] Vgl. Busse, Riesberg, 2005: 121ff, 142, Nagel, 2007: 317
[39] Vgl. Nagel, 2007: 321
[40] Vgl. Nagel, 2007: 317
[41] Vgl. Nagel, 2007: 317
[42] Vgl. Nagel, 2007: 333, 335
[43] Vgl. Busse, Riesberg, 2005: 14
[44] Vgl. Busse, Riesberg, 2005: 15

eben leisten konnten, sich in medizinische Behandlung zu begeben[45]. Das hatte nicht nur positive Folgen für die Schicht, die es sich nicht leisten konnte, sondern auch für andere, denn damit entstanden Standesverbände, Strukturen, Standardisierungen.
Waren im Mittelalter die Träger dieses „Gesundheitssystems" Kirchen, Berufsstände, Zünfte und teilweise eben auch einfach die erkrankten Personen bzw. ihre Familien, werden die Gesundheitssysteme heute durch eine Mischung aus Privatzahlungen, Versichertengelder und staatlichen Zuschüsse finanziert[46]. Finanzierungsprobleme sind dabei eher die Regel als die Ausnahme[47].

Die frühere Trennung in den vorklinischen, „wissenschaftlichen", und klinischen, „praktischen" Teil der Ärzteausbildung ist heute obsolet. Heute versucht man, die Studierenden möglichst früh an Patienten heranzuführen[48].

Die Pflege, früher hierarchisch klar den Ärzten untergeordnet, wird selbstbewusster und immer mehr zum Partner statt zum Diener der Ärzte – der Anfang dazu ist in vielen Krankenhäusern gemacht, auch wenn es zu einer echten Partnerschaft noch ein langer Weg ist[49].

Neue Berufsbilder drängen in die Heilberufe – wie Physiotherapeuten, Logopäden etc.. Dies führt auch dazu, dass die Pflege und die Medizin neue Impulse zur Fortbildung bekommt – Fort- und Weiterbildung werden in den Heilberufen vermutlich künftig noch wichtiger werden[50].

2.2. Das österreichische Gesundheitssystem

Österreich ist in seiner politischen Struktur föderalistisch, es besteht aus neun selbständigen Ländern[51]. Österreich hat 8,1 Millionen Einwohner mit einem Durchschnittsalter von 42 Jahren, die Lebenserwartung bei Geburt liegt derzeit bei 79 Jahren[52]. Das Gesundheitsverhalten der Österreicher hat sich in den letzten 10 Jahren in fast allen Bereichen deutlich verbessert, nur der Anteil der Raucher ist etwas gestiegen, bei gleichzeitig leicht abnehmenden Zigarettenkonsum[53].

Das österreichische Gesundheitssystem wird im Wesentlichen über Versicherungsgelder (knapp 50%) und ansonsten über Steuern finanziert[54]. 80% der österreichischen Bevölkerung sind über die staatliche Sozialversicherung abgesichert[55]. Der Anteil der Kosten des Gesundheits-wesens

---

[45] Vgl. Busse, Riesberg, 2005: 19ff
[46] Vgl. Hofmarcher, Rack, 2006: 15ff
[47] Vgl. Hofmarcher, Rack, 2006: 27
[48] Vgl. Nagel, 2007: 318
[49] Vgl. Nagel, 2007: 335
[50] Vgl. Busse, Riesberg, 2005: 151ff
[51] Vgl. Hofmarcher, Rack, 2006:1
[52] Vgl. geographixx, 2008: o.P.
[53] Vgl. Hofmarcher, Rack, 2006: 9
[54] Vgl. Hofmarcher, Rack, 2006: Xvii, 136
[55] Vgl. Hofmarcher, Rack, 2006: 79ff

steigt, was nicht nur an dessen steigenden Kosten, sondern auch am verlangsamten Wirtschaftswachstum liegt[56]. So kam es 1980 durch den Konjunktureinbruch zu gewaltigen Finanzierungsproblemen[57].
Das Management auch öffentlicher Krankenhäuser ist inzwischen weitgehend privatisiert[58]. Das interne Management der Krankenhäuser wird von einem Gremium der Ärzteschaft, der Pflege und der Verwaltung durchgeführt[59].

Die Bettendichte liegt mit 6,0 Betten pro 1000 Einwohner hoch, in Deutschland ist sie allerdings noch 0,4 höher[60]. Auch in Österreich gibt es Tendenzen, Liegezeiten zu verkürzen und damit Ressourcen zu schaffen, die wiederum anderen Patienten zugute kommen können – innerhalb von 14 Jahren, von 1990 bis 2004 ist sie in Österreich immerhin um 1 gesunken (in Deutschland um 1,9) In Österreich gibt es 3,52 Ärzte und 6,32 Pfleger pro 1000 Einwohner, In Deutschland gibt es 3,45 Ärzte und 9,95 Pfleger pro 1000 Einwohner, der EU-Schnitt ist 3,45 Ärzte und 8,06 Pfleger pro 1000 Einwohner[61].

Noch sind die Liegezeiten in Österreich zu lang und medizinisch nicht sinnvoll[62]. Die Spitalambulanzen gelten als eine wichtige Schnittstelle im österreichischen Gesundheitswesen[63]. Auch der Einsatz von eHealth wird vorangetrieben[64].

Die Zufriedenheit der Bevölkerung mit ihrem Gesundheitssystem ist nachhaltig hoch[65]. Klagen oder eine Art öffentliche Kultur der Unzufriedenheit darüber ist nicht zu finden, die Wartezeiten sind gering[66].

2.3. Das finnische Gesundheitssystem

Finnland hat 5,2 Millionen Einwohner mit einem Durchschnittsalter von 41,3 Jahren, die Lebenserwartung eines finnischen Neugeborenen liegt derzeit bei 78,5 Jahren[67].

Finnland besteht aus 448 Gemeinden, die für die Organisation des Gesundheitswesens verantwortlich sind[68]. Bei ihnen liegt die Hauptverantwortung für die Gesundheitsversorgung[69]. Jeder hat ein Anrecht auf medizinische Grundversorgung, es besteht eine flächendeckende Pflichtversicherung auf verschiedenen Ebenen – so sind Arbeitgeber

---

[56] Vgl. Hofmarcher, Rack, 2006:7ff
[57] Vgl. Hofmarcher, Rack, 2006: 27
[58] Vgl. Hofmarcher, Rack, 2006: 61
[59] Vgl. Hofmarcher, Rack, 2006: 61
[60] Vgl. Busse, Riesberg, 2005: 120, Hofmarcher, Rack, 2006: 144ff
[61] Vgl. Hofmarcher, Rack, 2006: 163
[62] Vgl. ORF, 2008: o.P.
[63] Vgl. Hofmarcher, Rack, 2006: 135
[64] Vgl. Hofmarcher, Rack, 2006: 186
[65] Vgl. Hofmarcher, Rack, 2006: 90
[66] Vgl. Hofmarcher, Rack, 2006: 91
[67] Vgl. geographixx, 2008: o.P.
[68] Vgl. Finnischer Ärzteverband, 2003: o.P.
[69] Vgl. MISSOC, 2002: o.P.

verpflichtet, ihre Mitarbeiter zu versichern[70]. Die Pflichtversicherung beinhaltet sowohl eine kurative wie präventive Gesundheitsversorgung[71], die in der Regel in Gesundheitszentren gemeindenah erbracht werden. Die Gemeinden stehen dabei vor der Wahl, diese Gesundheitsleistungen selbst zu erbringen oder sie einzukaufen, wie sie das im Detail tun, liegt im Ermessen der Gemeinden[72].

Die Gesundheitsleistungen werden im Wesentlichen über Steuern finanziert, der Eigenanteil der Patienten an staatlichen Gesundheitsausgaben beträgt 9%[73]. Die Gesundheitskosten liegen in Finnland mit 6,6 % des BIP unterhalb des EU-Durchschnitts[74].

Das finnische Gesundheitssystem ist zumindest für deutsche Ärzte deutlich attraktiver als das deutsche. Ärzte arbeiten in den Krankenhäusern dort deutlich entspannter und es steht ihnen mehr High Tech zur Verfügung, die den Zugriff etwa auf Patientendaten ohne bürokratische Schwellen erlaubt[75].

Ein ausgefeiltes elektronisches Patientendatensystem erlaubt, den Verwaltungsaufwand für medizinische Kräfte deutlich zu reduzieren, dazu stehen Verwaltungsfachkräfte und Sekretärinnen ergänzend zur Verfügung[76]. – Schätzungen zufolge werden in Finnland Ärzten 80% des Verwaltungsaufwandes abgenommen, die in Deutschland seinen Alltag bestimmen[77].

Die Pro-Kopf-Ausgaben der Finnen für ihr Gesundheitssystem liegt unter dem OECD-Durchschnitt – im Gegensatz zu Deutschland[78]. Dies liegt teilweise an einer „Politik der kompetenten Helfer“ (Hannersnann, 2006: 3), in der etwa pflegerische Kräfte teilweise Aufgaben übernehmen, die in Deutschland nur Ärzte durchführen dürfen – etwa Spritzen zu geben[79].

Andererseits hat dieses „Low-Budget-Gesundheitssystem“ auch Nachteile – Patienten warten teilweise sehr lange auf eine medizinische Behandlung, ein Anspruch auf Wahlfreiheit auch von Kassenpatienten wie hier in Deutschland existiert nicht. Das Chaos im öffentlichen Gesundheitsbereich ist legendär, viele weichen auf „private Ärztehäuser“ aus, in der sie schneller und persönlicher behandelt werden – die allerdings den Patienten auch etwas kostet[80].

---

[70] Vgl. MISSOC, 2002: o.P.
[71] Vgl. MISSOC, 2002: o.P.
[72] Vgl. MISSOC, 2002: o.P.
[73] vgl. MISSOC, 2002: o.P.
[74] Vgl. MISSOC, 2002: o.P.
[75] Vgl. Hannernann, 2006: 1ff
[76] Vgl. Hannernann, 2006: 2ff
[77] Vgl. Hannernann, 2006: 2
[78] Vgl. Hannernann, 2006: 2
[79] Vgl. Hannernann, 2006: 3
[80] Vgl. Hannernann, 2006: 3

2.4. Das deutsche Gesundheitssystem

Deutschland hat 82,4 Millionen Einwohner mit einem Durchschnittsalter von 42,6 Jahren, die Lebenserwartung eines deutschen Neugeborenen liegt derzeit bei 78,8 Jahren[81].

Es gibt in Deutschland eine klare Trennung zwischen dem öffentlichen Gesundheitssektor, der primären und sekundären Versorgung im ambulanten Sektor und der Krankenhausbehandlung, die traditionell weitgehend auf stationäre Behandlungen spezialisiert war. Die Grenzen zwischen diesen Sektoren beginnen aufzuweichen, aber sie bestehen doch noch weitgehend, so Busse und Riesberg in ihrer Abhandlung über das deutsche Gesundheitssystem[82]. Etwa 5% der Vertragsärzte verfügen über eine Berechtigung, ihre Patienten auch im Krankenhaus zu behandeln[83].
Die Anzahl der Privatversicherten steigt[84]. 85 Prozent der Bevölkerung in Deutschland sind bei einer der gesetzlichen Krankenkassen versichert[85].
Über die Hälfte der Kosten tragen die gesetzlichen Krankenkassen, die gesetzliche Rentenversicherung, Unfallversicherung und Unfallversicherung tragen insgesamt weitere 10%, der Rest wird von öffentlichen Kassen getragen[86].

Die Krankenkassen finanzieren in Deutschland einen Großteil der laufenden Ausgaben. Diese ist DRG-basiert, setzt also eine gewisse Standardisierung voraus – was ja auch schon Teil de früheren Abrechnungssystems war[87].

Ambulante Leistungen werden von Krankenhäusern auch in Deutschland verstärkt angeboten und angenommen, auch aus dem Kostendeckungsprinzip heraus[88]. Inzwischen gibt es eine gesetzliche Verpflichtung zur Qualitätssicherung[89].

Die meisten Versicherten würden mehr zahlen, wenn sie medizinisch-pflegerisch bessere und innovativere Leistung bekämen[90].Interessant ist, dass es auch in Deutschland eine Tendenz gibt, bessere, freundlichere Leistung auch zu bezahlen. Wie Sommer in der Wirtschaftszeitschrift Brandeins schreibt: „Gesundheit [wird] hier zu Lande zunehmend als Wert betrachtet […], für den viele Menschen bereit sind, notfalls auch aus eigener Tasche zu zahlen." (Sommer, 2006: 1)

---

[81] Vgl. geographixx, 2008. o.P.
[82] Vgl. Busse, Riesberg, 2005. 105ff
[83] Vgl. Busse, Riesberg, 2005: 115
[84] Vgl. Busse, Riesberg, 2005: 95
[85] Vgl. wikipedia, 2008: o.P.
[86] Vgl. Busse, Riesberg, 2005: 69
[87] Vgl. Busse, Riesberg, 2005: 183
[88] Vgl. Busse, Riesberg, 2005: 122ff, 128
[89] Vgl. Busse, Riesberg, 2005: 207
[90] Vgl. Busse, Riesberg, 2005: 85

2.5. Vergleich und Fazit

Es ist spannend, unterschiedliche europäische Gesundheitssysteme anzusehen (noch lieber hätte ich zwei außereuropäische Gesundheitssystems dazu genommen, wie etwa das Gesundheitssystem einer weiteren Industrienation wie den USA und das Gesundheitssystem eines Entwicklungslandes wie etwa Niger).

Es zeigen sich viele übereinstimmende Tendenzen:
Der Kostendruck: Alle drei Staaten haben mit steigenden Kosten im Gesundheitssystem zu kämpfen, die langsam das BIP „auffressen". Da man sich sowieso am Limit bewegt, wird das Problem im Falle einer Wirtschaftskrise – wie sie aktuell die Krise an der Wall Street ankündigt – verschärft. Der Kostendruck führt zu dem Dilemma, eine erstklassige Medizin mit genug Zeit für den Patienten für alle bereitstellen zu wollen – und es zunehmend nicht zu können.

Ein Ausweg bietet die Verstärkung ambulanter Strukturen. Denn Liegezeiten und Betten sind besonders teuer. Alle drei Länder arbeiten daran, wobei Finnland die längste tradition und Sicherheit mit solchen Strukturen hat.
Ein weiterer Ausweg besteht in der Verstärkung präventiver Maßnahmen, die effektiv die Lebensqualität der Bevölkerung hebt und Kosten gar nicht erst entstehen lässt. Präventive Maßnahmen werden in Österreich und Finnland verstärkt eingesetzt, soweit ich das beurteilen kann, hat Deutschland da noch etwas Aufholbedarf. Da Präventionsstrategien besonders kulturspezifisch einzusetzen sind, sind in unserer multikulturellen Gesellschaft auch in dieser Richtung noch spezielle Anstrengungen sinnvoll.
eHealth wird in alle drei Ländern diskutiert, es steckt noch in den Anfängen, wird aber sicher an Bedeutung gewinnen. Finnland ist hier sicher am weitesten, auch durch einen anderen Umgang mit Daten und Datensicherheit.
Der Umgang mit Daten hat eine Schlüsselstellung in der Entstehung von Wartezeiten – das werde ich im Verlauf dieser Arbeit noch näher erläutern. Finnland ist hier Vorreiter, andererseits hat es durch eine viel kleinere Bevölkerung natürlich auch eine andere Struktur. Es lässt sich – leider – nicht alles, was andere Länder gut oder besser machen, eins zu eins übertragen, aber man kann sich doch inspirieren lassen.

3. Bedeutung von Patientenwartezeiten

„Wer als Patient nicht ohne Termin in die Praxis kommt, sondern einen festen Termin ausgemacht hat, den darf der Arzt nicht unnötig lange warten lassen. Dauert es unzumutbar lange, bis der Patient an die Reihe kommt oder kommen soll, darf er die Arztpraxis verlassen. Unter Umständen ist es sogar möglich, vom Arzt eine Entschädigung für die Wartezeit zu erhalten. Die verlorene Freizeit ist allerdings nicht ersetzbar. Man muss vielmehr einen Verdienstausfall geltend machen und beweisen, was nicht leicht ist. Es ist sinnvoll, zu versuchen, sich mit dem Arzt zu einigen, da in diesem Fall nur sehr bedingt zu einem gerichtlichen Vorgehen geraten werden kann." (Verbraucherzentrale Bremen, 2004: o.P.)

3.1. Definition

Grundsätzlich werden in der Literatur immer wieder die hohen Wartezeiten in manchen Kliniken moniert – in der Poliklinik, die Loeser untersuchte, kam es etwa zu einer Gesamtaufenthaltsdauer von bis zu sechs Stunden, auch wenn der Arztkontakt in der Regel weniger als 30 Minuten in Anspruch nahm – und das, obwohl die meisten Patienten im Vorfeld einen Termin erhalten hatten[91].

Es lohnt sich, vor einem Einstieg in Patientenwartezeiten erst nach einer grundlegenden Definition zu suchen. Denn Wartezeiten werden recht unterschiedlich definiert und damit auch unterschiedlich quantifiziert:
Fuchs, ein Betriebswirtschaftler, definiert sie als „genau die Zeitspanne, die zwischen der Bereitschaft eines Kunden liegt, eine Leistung zu empfangen und der letztendlich tatsächlich stattfindenden Leistungserbringung." (Fuchs, 2008: 3)
Es gibt die Wartezeit von der Bekanntgabe eines Terminwunsches bis zu einem Termin, diese werden aber in der von mir recherchierten Literatur nur am Rande erwähnt, weshalb ich es genauso halten werde.

Datentechnisch sind zu unterscheiden:

- Wartezeiten vom vereinbarten Termin bis zum Kontakt mit dem Arzt. Loeser erläutert, dies hätte den Nachteil, dass Wartezeiten nach dem Terminwunsch eingetroffener Patienten damit überschätzt, Wartezeiten von Patienten, die schon vor dem Termin da gewesen wären, allerdings unterschätzt würden, trotzdem scheint es ihm die fairste Methode, da damit die institutionell verursachten Wartezeiten reel erfasst würden – schließlich kann eine Abteilung nichts dafür, wenn sich ein Patient früher einfindet[92] und
- die Aufenthaltsdauer des Patienten in der Einrichtung abzüglich aller medizinisch-pflegerischen Kontaktzeiten – diese Daten sind besonders wichtig, wenn der Patient länger im Krankenhaus ist und mehrere Stationen durchläuft. Es beinhaltet besonderes organisatorisches Geschick, da die Kommunikation verschiedener Abteilungen untereinander hier gefordert ist[93].

Dabei wird aus Kundensicht unterschieden in[94]

- erwartete,
- tatsächliche (objektive Zeitdauer) und
- empfundener, subjektiv wahrgenommener Wartezeit.

---

[91] Vgl. Loeser, 2006: 2ff
[92] Vgl. Loeser, 2006: 9
[93] Vgl. Loeser, 2006: 10
[94] Vgl. Fuchs, 2008: 3

Aus Prozesssicht kann man unterscheiden in Wartezeiten, die[95]

- vor einer Leistungserbringung (pre-process),
- während einer Leistungserbringung (in-process) und
- nach einer Leistungserbringung (post-process) entstehen.

Grundsätzlich kann es während aller Behandlungsphasen zu Wartezeiten kommen[96]. Zu diesen Phasen passend lassen sich folgende Arten von Wartezeiten finden, wie Grossmann illustriert[97]:

Erstkontakt:

- Etwa durch die schlechte Besetzung der Telefonzentrale oder dysfunktionale Terminorganisation.
- Wartezeiten von Terminwunsch bis zum Termin,
- Wartezeiten am Telefon etwa beim Versuch, telefonisch einen Termin zu vereinbaren,

Aufnahme:

- Etwa dadurch, dass niemand am Schreibtisch ist,

Diagnosik:

- Etwa durch Wartezeiten vor dem Röntgengerät.
- Oder durch Wartezeiten auf Patientendaten

Präoperativer OP-Tag:

- Etwa Verzögerung des terminlich angesetzten Arztgesprächs.

OP:

- Etwa durch eine Verspätung des operierenden Oberarztes.

Postoperativer OP-Tag:

- Etwa auf einen Verbandswechsel oder
- Ein Arztgespräch.

Akutbehandlungsphase:

- Etwa durch nicht zeitgerecht aufgewärmte Instrumente.

Nachbehandlungsphase:

- Etwa durch eine Verspätung der Stationsvisite,

Entlassung:

- Etwa durch eine Verzögerung des Arztbriefes, oder
- Die verzögerte Ausfertigung von Entlassungspapieren

Nach der Entlassung.

- Etwas durch das Warten auf Arztberichte, oder
- die Rechnungsstellung.

Im Folgenden werde ich mich wesentlich auf Wartezeiten bei einem gegebenen Termin bis zur pflegerischen oder medizinischen Betreuung konzentrieren.

---

[95] Vgl. Fuchs, 2008: 3
[96] Vgl. Kothe-Zimmermann, 2006: 86
[97] vgl. Grossmann in Grossmann, Scala, 2002: 40

3.2. Ereignisstrukturen

„Das Bedürfnis nach Gesunderhaltung durch medizinische Maßnahmen ist streng von der Nachfrage nach medizinischen Leistungen und diese sind wieder vom Nutzen aus medizinischen Leistungen zu trennen.“ (Oberender, Hebborn, Zerth: 2006: 19) Bedürfnis, Nachfrage und Nutzen sind also jeweils zu unterscheiden und werden von Situationsfaktoren mediiert.

Wann wird jemand Patient bzw. wann muss jemand als Patient ein Krankenhaus aufsuchen und dort ggf. warten? Wann wird in welchen Kontexten ärztlich-pflegerische Hilfe benötigt?

Grundsätzlich kann man zwei Ereignisstrukturen unterscheiden[98]: Elektive Gründe (der Termin ließe sich notfalls noch „schieben“) oder das Vorliegen eines Notfalls, wobei sich die Ereignisstruktur eines Notfalls noch weiter untergliedern lässt[99]:

- Elektive Gründe – der Patient kommt auf einen Termin hin, etwa um sich einer bestimmten ambulanten Operation zu unterziehen,
- Notfall ohne besonderen Termingrund – etwa wegen einer Schnittverletzung oder einer beginnenden Geburt ohne derzeit akutem Handlungsbedarf,
- Notfälle mit akutem Handlungsbedarf ohne akute Lebensgefahr – der akute Handlungsbedarf ergibt sich etwa durch eine ernste, wenn auch nicht lebensbedrohliche Erkrankung oder durch starke Schmerzen,
- Notfälle mit ungefähren, vorerst kaum zu spezifizierbarem Handlungsbedarf wie Patienten mit psychischen Leiden / unklarer psychischer Symptomatik und
- Notfälle mit akutem Handlungsbedarf mit akuter Lebensgefahr.

3.3. Gründe für Patientenwartezeiten

Grundsätzlich muss m.E. betont werden, dass Wartezeiten im geringem Umfang kaum umgänglich sind, da Nachfrage und Angebot (medizinischer) Dienstleistungen nie im perfekten Gleichgewicht stehen[100].

Eine Klinik ist ein hochkomplexes organisatorisches Gebilde, in der unterschiedliche Abteilungen teilweise stark vernetzt und voneinander abhängig sind, unterschiedlichste Hierarchieebenen aufeinander prallen und unterschiedliche Kulturen zu Reibungsverlusten führen[101]. Die derzeitige Struktur vieler Krankenhäuser besteht in einer hohen Schnittstellenproblematik und ein verbreitetes Denken in Besitzständen und Zuständigkeiten. Koordinations- und Kommunikationsschwierigkeiten führen einerseits zu einem gewissen Leerlauf, andererseits zu Zeiten organisationell bedingter

---

[98] Vgl. Grossmann in Grossmann, Scala, 2002: 40
[99] Vgl. Loeser, 2006: 2
[100] Vgl. Fuchs, 2008:3
[101] Vgl. Vgl. Bartz, 2006: 11, Loeser, 2006: 3

Doppelbelastungen[102]. „Wartezeiten entstehen oft dort, wo besonders teure Geräte eingesetzt werden und dort, wo das Personal besondere Privilegien in Anspruch nimmt, häufig auch aufgrund von schlechter Organisation.“ (Kothe-Zimmermann, 2006 101)

Kothe-Zimmermann listet folgende Gründe für Patientenwartezeiten auf[103]:

- Es gibt keine funktionierende Terminplanung.
- Die Terminplanung ist nicht in das KIS (Krankenhausinformationssystem) integriert worden.
- Die Geräte sind nicht ausreichend leistungsfähig.
- Die Arbeitsorganisation ist unprofessionell.
- Es fehlen Behandlungsräume.
- Es fehlen Räume für die Vor- und Nachbereitung.
- Die Mitarbeiten bringen den Patienten nicht rechtzeitig.
- Befunde werden nicht kurzfristig bereitgestellt.
- Es werden nutzlose Leistungen erbracht.
- Rauchen während der Arbeitszeit.
- Die elektronische Patientenakte ist noch nicht eingeführt.
- Die Patientenakte fehlt oder ist unvollständig[104].
- es werden Pausen während der Arbeitszeit gemacht.
- Die Vorteile des elektronischen Diktierens werden nicht genutzt.
- Aufgaben, die allein durchgeführt werden können, werden mit mehreren Personen durchgeführt.
- Elektronischer Fortschritt wird verweigert, sei es von einzelnen Personen oder aufgrund einer bestimmten Krankenhauskultur, sei es aufgrund von Geldmangel.
- Konsile werden nicht zeitnah erbracht.
- Nicht abgesprochene oder nicht rechtzeitig kompensierte bzw. kompensierbare Stillzeiten bei Geräten[105]
- Arztbriefe sind zu lang und kompliziert, so dass sie nicht gelesen werden, und damit weitere Zeit für Diagnostik verbraucht wird bzw. der nachfolgende Arzt sehr viel Zeit braucht, um den Arztbrief zu studieren[106].
- Frühstückspausen und Übergaben verbrauchen Arbeitszeit.
- Entscheidungen werden nicht rechtzeitig getroffen.

Grundsätzlich lassen sich so unterscheiden:

- Organisatorische Schwachstellen – z. B. wenn es auch für planbare Patientenbesuche kein System der Terminvergabe gibt – etwa den Patienten nur ein Datum, aber keine Uhrzeit genannt wird[107],

---

[102] Vgl. Bartz, 2006: 23, Kothe-Zimmermann, 2006:104
[103] Vgl. Kothe-Zimmermann, 2006: 104. 108
[104] Vgl. Kothe-Zimmermann, 2006: 51
[105] Vgl. Kothe-Zimmermann, 2006:103
[106] Vgl. Kothe-Zimmermann, 2006: 51
[107] Vgl. Loeser, 2006: 55

- oder wenn zwischen kooperierenden Abteilungen kein gemeinsamer Terminkalender geführt wird, etwa der Ambulanz und der Strahlendiagnostik,
- Ablaufbezogene Schwachstellen – bestimmte Abteilungen kooperieren nicht miteinander[108]
- Wirtschaftliche Schwachstellen – bei so wenig Personal lassen sich bestimmte Wartezeiten nicht vermeiden[109],
- Räumliche Schwachstellen – Räume für bestimmte Behandlungen sind nicht vorhanden, oder für Arztgespräche.
- Qualitative Schwachstellen – etwa Verschiebung einer OP, weil keine adäquate Aufklärung erfolgte[110]
- Persönliche oder sozialkulturelle Schwachstellen – wie „Standesdünkel" und Besitzstandsdenken,

Genannt werden immer wieder auch das Bedürfnis von Ärzten, ihren Status durch ein nicht aufgabenbedingtes Wartenlassen der Patienten zu betonen[111]. Dass die Zeit des Arztes höher geschätzt wird als die des Patienten, geht damit einher. Kothe-Zimmermann kritisiert hier explizit, dass Wartezeiten oft auch entstehen, weil Behandelnde eigene Privilegien und angestammte „Rechte" pflegen und diese über die Kundenorientierung stellen[112].

Grundsätzlich ergeben sich unterschiedliche Wartezeiten je nach Kassenzugehörigkeit[113]. In privaten Kliniken werden Patienten nicht so lange warten gelassen wie in Kliniken, in den Kassenpatienten behandelt werden[114]. Auch in öffentlichen Krankenhäusern werden Privatpatienten schneller bedient[115].

Wartezeiten ergeben sich damit nicht allein aus einer hohen Patientenzahl, die aus einem ungünstigen Pfleger-Patienten bzw. Arzt-Patientenschlüssel resultiert, sondern auch aus einer nicht optimalen Organisation der Sprechstunden und der administrativen Aufgaben[116].

Auch Patienten können Verursacher ihrer Wartezeiten sein:

- Sie kommen unpünktlich, „ihr" Arzt ist derzeit durch einen vorgerückten Patienten besetzt,
- oder sie finden sich, in dem Versuch, Wartezeiten zu vermeiden, viel zu früh in einer Abteilung ein[117] - wodurch es teilweise zu einer kontraproduktiven selbst erfüllenden Prophezeiung kommt: in dem Versuch, Wartezeiten zu vermeiden, kreieren sie diese.

---

108 Vgl. Kothe-Zimmermann, 2006: 107
109 Vgl. Kothe-Zimmermann, 2006: 108
110 Vgl. Kothe-Zimmermann, 2006: 109
111 Vgl. Bartens, 2007: 17
112 Vgl. Kothe-Zimmermann, 2006: 102
113 Vgl. Bartens, 2007:106ff, Vgl. GEK, 2008: o.P.
114 Vgl. Sommer, 2006: 2
115 Vgl. Loeser, 2006: 69
116 Vgl. Loeser, 2006: 3
117 Vgl. Loeser, 2006:58ff

Da in den unterschiedlichsten Bereichen eines Krankenhauses, durch unterschiedlichste Verursacher und aus unterschiedlichsten Gründen Patientenwartezeiten entstehen, lassen sie sich auch auf vielfältige Weise eindämmen. Denn sie gehen nicht spurlos am Patienten vorüber, mit Beendung der Wartezeit sind keineswegs ihre Folgen eingedämmt:

3.4. Psychologische Bedeutung von Patientenwartezeiten

3.4.1. Attributionstheorie

Relevante Forschungen zur Bedeutung von Wartezeiten findet man in der Sozialpsychologie und in der Wirtschaftspsychologie, die in dieser Hinsicht wiederum auf die Sozialpsychologie zurückgreift[118]. Denn Wartezeiten sind in ihrer Grundstruktur ja ein Geschehen zwischen Menschen bzw. zwischen Menschen und Institutionen bzw. zwischen verschiedenen Rollen, die diese Menschen einnehmen: Arzt, Pfleger, Patient. Wieder lohnt es sich, einen Blick auf die Ereignisstruktur von Wartezeiten zu werfen:

Eine der möglichen Perspektiven ergibt sich aus der Attributionstheorie, die beschreibt, dass Menschen auf Ereignisse kausale Zuschreibungen (Attributionen) hinsichtlich der Gründe einer Situation vornehmen[119]. Dabei kommen folgende Aspekte besonders zum Tragen[120]:

- Der Ort kausaler Zuschreibungen – entweder intern, bei sich selbst oder extern, bei anderen Personen oder Institutionen – denkt der Patient, der Arzt ließe ihn warten oder geht er davon aus, dass er selbst an der Verzögerung bis zum Arztgespräch Schuld ist, weil er sich vielleicht im Termin vertan hat? – etc.;
- die Stabilität kausaler Zuschreibungen – also wie konstant kausale Zuschreibungen sind, instabil können sie etwa sein, wenn Wartezeiten nur als eine eher einmalige unglückliche Verkettung von Umständen wahrgenommen wird, stabil, wenn Wartezeiten „einfach so" dazuzugehören scheinen;
- die Kontrollierbarkeit kausaler Zuschreibungen: Wartezeiten werden je anders attribuiert und damit auch verarbeitet, je nachdem ob sie als von der Person unkontrollierbar oder kontrollierbar wahrgenommen werden – wobei das Empfinden eines Kontrollverlustes immer die psychologisch ungünstigere Variante darstellt[121]. Wartezeiten werden also als besonders störend und belastend empfunden, wenn sie nicht kontrollierbar scheinen. Wenn ein Patient selbst zu früh zu einem Termin kommt, er also selbst die Wartezeit verursacht hat, wird er diese anders wahrnehmen, als wenn er pünktlich zum Termin kommt und dann warten muss. Eine kompliziertere Ereignisstruktur ergibt sich, wenn der Patient

---

[118] Vgl. Lindenmeier, 2004: 77ff
[119] Vgl. Lindenmeier, 2004: 89
[120] Vgl. Vgl. Lindenmeier, 2004: 90
[121] Vgl. Fuchs, 2008: 3

zu spät zum Termin kommt, der Arzt einen Patienten vorgelassen hat und dadurch der erste Patient warten muss. Einerseits ist er an der Situation beteiligt – er hat sich selbst verspätet – andererseits wird er je nach anderen rahmenden Bedingungen die Wartezeit als unangemessen oder angemessen erleben. Ein Aspekt der Kontrollierbarkeit ist auch die Nachvollziehbarkeit: Sind Wartezeiten für den Patienten nachvollziehbar (z.B. „Ich warte, weil es einen Notfall gab.") sind sie für einen Patienten leichter zu ertragen[122].

Der Patient wird also je nachdem, wie das Krankenhaus bzw. Ärzte und Pfleger, aber auch Informationsbroschüren und Homepages Wartezeiten kommunizieren – und nicht nur, wie Wartezeiten tatsächlich zustande kommen, Atrributionen vornehmen. Es geht nicht nur darum, was ist, sondern vor allem, wie es erscheint. Hier kommt es je nach Attributionsstruktur zu einer generalisierten negativen Leistungsbewertung[123] - oder nicht. Hier spielt es auch eine Rolle, welche Kompensationsstrategien vom attribuierten Setting unternommen werden – also etwa ein extra Kaffee oder Entschuldigungen[124]. Es zeigt aber auch, als wie krisenhaft ein eigentlich vergleichsweise unbedeutendes Ereignis sein kann. Es stellt sich dabei die Frage, welche Handreichungen das Krankenhaus dem Patienten gibt, Wartezeiten als kontrollierbar zu erleben – ich werde später bei der Frage nach Perception Management darauf zurück kommen.

3.4.2. Wahrnehmung von Wartezeiten: Ein erstes Fazit

In der Wahrnehmung der Qualität der Versorgungen werden für den Patienten drei Aspekte evident: die technisch-medizinisch-wissenschaftliche Dimension, die interpersonelle Dimension und die Dimension der Begleitumstände, wozu das organisatorisch-räumliche Setting gehört[125].

Zahlreiche Studien zeigen, dass hohe Patientenwartezeiten – obwohl nur singuläre Ereignisse in einer hochkomplexen Situation - negative Auswirkungen auf die Wahrnehmung anderer Qualitäten haben[126]:

- Der gesamte Behandlungsprozess wird dadurch eher negativ bewertet[127],
- die Zufriedenheit der Patienten mit der behandelnden Institution als solche sinkt[128],
- die Compliance des Patienten sinkt[129] und damit wahrscheinlich auch
- der mittelfristige Behandlungserfolg.

---

[122] Vgl. Loeser, 2006: 11
[123] Vgl. Lindenmeier, 2004: 114
[124] Vgl. Lindenmeier, 2004:119
[125] Vgl. Loeser, 2006: 11
[126] Vgl. Loeser, 2006: 11ff, Grossmann in Grossmann, Scala, 2002: 40
[127] Vgl. Andersen in Busse, Schreyrögg, Gericke, 2006: 192, Loeser, 2006:3
[128] Vgl. Loeser, 2006:3
[129] Vgl. Loeser, 2006:3ff

Wartezeiten sind also je nach Kontext nur ein bisschen ärgerlich oder wirklich schwerwiegende Störungen. Doch welche Möglichkeiten gibt es, sie zu reduzieren?

4. Möglichkeiten zur Reduzierung der Patientenwartezeiten

4.1. Die betriebswirtschaftliche Perspektive

Experten sind sich einig, dass die ersten Schritte des Patienten in das Krankenhaus hinein – der Erstkontakt, die Aufnahme, psychologisch besonders wichtig und besonders zu optimieren sind[130]. Wartezeiten treten genau an diesen Positionen auf und sind natürlich damit auch besonders störend.

Grundlage einer Verringerung der Patientenwartezeiten kann allerdings nur sein, gleichzeitig mindestens genauso wirtschaftlich zu sein und genau die gleiche medizinisch-pflegerische Qualität zu bringen wie zuvor, eher noch wirtschaftlicher und noch fachlich kompetenter zu werden[131].

Betriebswirtschaftlich findet das Problem von Wartezeiten im Wartezeiten-Management einen Ort, als „Planung, Durchführung und Kontrolle aller Maßnahmen [...], die ein Unternehmen in Bezug auf Wartezeiten einsetzt. (Fuchs, 2008: 2) Dabei wird grundsätzlich zwischen Operations Management und Perceptionsmanagement unterschieden, also zwischen den zwei grundlegenden Maßnahmen[132],

a) den Alltag eines Unternehmens so zu verändern, dass es tatsächlich zu objektiv weniger Wartezeiten kommt, etwa durch verbesserte Ablaufstrukturen oder dem Einsatz von mehr Personal und
b) die Wahrnehmung dieser Wartezeit so angenehm wie möglich zu machen, etwa durch die Gestaltung eines angenehmen Wartezimmers.

Ein Problem bei der Erforschung und der Beeinflussung von Patientenwartezeiten ist das Verantwortungsvakkum[133], das sich immer wieder im Krankenhaus bildet. Neben sehr festgelegten Zuständigkeiten gibt es Bereiche, in denen gar nicht klar ist, wer was zu verantworten hat – wie Wartezeiten. War es der Arzt? Das Computerprogramm? Pfegerische Helfer? Oder ein Verwalter?

---

[130] Vgl. Mentes in Debatin, Goyen, Schmitz, 2006:117
[131] Vgl. Bartz, 2006: 5
[132] Vgl. Fuchs, 2008: 2
[133] Vgl. Oberender, Hebborn, Zerth: 2006: 69

4.2. Methoden I

4.2.1. Erste Datengewinnung: Der Ist-Zustand

Vor einer Intervention muss der Ist-Zustand erhoben werden. Dies ist allein deshalb nicht ganz einfach, weil zu vermuten steht, dass sich viele einer tatsächlichen Datenerhebung entziehen, um eigene Fehler zu vertuschen oder Freiräume weiter zu erhalten.
Der Ist-Zustand – durch welche Methoden er auch gewonnen wird – sorgt für Transparenz und macht ggf. auch verschiedene Arbeitsstile evaluierbarer[134].
Hier werden wichtige Daten wie etwa die derzeitige Ankunftsverteilung der Patienten, Bearbeitungsspitzen, die Dauer bestimmter Interventionen inklusive des aus der Sicht des Patienten so wichtige Arztgesprächs, auch die Gesamtverweildauer gewonnen[135].
Dabei sind alle Beteiligten wichtig und müssen mit ihrer Perspektive in die Datengewinnung einbezogen werden – auch die Patienten: „Auf der einen Seite sind Patienten als Koproduzentinnen des Ergebnisses, der Heilung, des Therapieerfolges ernst zu nehmen und auf der anderen Seite sind sie eine unverzichtbare Wissensressource für die Gestaltung der Organisation.“ (Grossmann, Scala, 2002: 27ff)

4.2.2. Das Methodenportfolio

Grundsätzlich lassen sich qualitative und quantitative Methoden unterscheiden:

- Qualitative Methoden der Prozessmodellierung, in der strukturelle Probleme identifiziert werden können, und
- quantitative Methoden, wie quantitative Befragungen, Warteschlangentheorie und Simulation etwa eines bestimmten Veränderungsmodus bei der Terminvergabe im Rahmen eines Operation Research-Programmes[136] unterscheiden.

Beide Ansätze sollten optimalerweise und wenn es die Ressourcen zulassen immer kombiniert werden[137]. Zudem hängt das zu wählende Methodenportfolio immer auch von den Möglichkeiten und Vorlieben eines Krankenhauses ab.

Die kurz- und mittelfristige Evaluation der Implementierung schließt das Methodenportfolio ab und sorgt für eine größere Glaubwürdigkeit und damit vermutlich größere Compliance aller Beteiligten – dies wird in vielen Prozessen weiterhin oft vergessen[138]. Wie es Leiper formuliert: “If experience is he food of learning, then evaluation is the digestive process.” (Leiper in Obholzer, Roberts: 1994: 197)

---

[134] Vgl. Geraedts, 2008: 169ff
[135] Vgl. Loeser, 2006: 63
[136] Vgl. Loeser, 2006: 6ff
[137] Vgl. Loeser, 2006: 4
[138] Vgl. Bartz, 2006: 43, Loeser, 2006:5

4.3. Methoden II: Kommunikation

„Visionen sind dazu da, kommuniziert und umgesetzt zu werden.“ (Bärwolff, Victor, Hüsken, 2006: 3)

4.3.1. Allgemeine Strategien

„Die systematische Verarbeitung von Information wird branchenübergreifend als Erfolgsfaktor gesehen.“ (Bartz, 2006: 55)
Informationsverarbeitung ist einer der Schlüsselprozesse, in der auch zunehmend neue Technologien bzw. der sachgerechte Umgang mit ihnen eine Rolle spielen[139].

Beginnt man einen Prozess zur Reduzierung von Patientenwartezeiten, ist wie bei jedem Prozess des Change-Managements die Frage der Kommunikation von wesentlicher Bedeutung, denn eine intensive Kommunikation aller am Prozess Beteiligten ist ein wesentlicher Faktor für den längerfristigen Erfolg einer Maßnahme[140] – und hilft ggf. auch, im Prozess noch wesentliche Irrwege zu erkennen, bevor sie implementiert wurden[141]. Sowohl der Ist-Zustand bzw. die in der Recherche des Ist-Zustandes erhobenen Daten wie auch die Änderungsvorschläge sind transparent zu machen – sie sind, wie es Loeser ausdrückt, ein wichtiges Etappenziel bei der Reduzierung von Patientenwartezeiten[142].
Auch eine Fehlerkultur gehört zu den Zielen einer neuen Kommunikationskultur[143].

Folgende Strukturen und Medien können dabei u.a. helfen:

- Intranet,
- Wandzeitung / schwarzes Brett,
- Betriebszeitung,
- betriebliches Vorschlagswesen[144].

Es braucht reliable, zugängliche und verständliche Informationen, damit der Ist-Zustand und gewünschte oder tatsächlich erreichte Zustände wirklich kommuniziert werden, ohne dass sich neue Blockaden bilden[145].

Wichtig erscheint mir, dass für die notwendigen Kommunikationsmedien schon vor der Erhebung des Ist-Zustandes gesorgt werden muss.

---

[139] Vgl. Bärwolff, Victor, Hüsken, 2006: 1
[140] Vgl. Grossmann in Grossmann, Scala, 2002: 63
[141] Vgl. Loeser, 2006: 4
[142] Vgl. Loeser, 2006: 4, Schrappe in Klauber, Robra, Schellschmidt, 2004: o.P.
[143] Vgl. Schrappe in Klauber, Robra, Schellschmidt, 2004: o.P.
[144] Vgl. Kothe-Zimmermann, 2006: 115ff
[145] Vgl. Schrappe in Klauber, Robra, Schellschmidt, 2004: o.P.

4.3.2. Elektronische Kommunikation

Elektronische Kommunikation ist nicht nur ein entzückendes Spielzeug und ein Statussymbol, es wird in unserer Zeit zum fast unverzichtbaren Werkzeug im Klinikalltag, in der es auch sehr zu Reduzierung von Wartezeiten beitragen kann. Denn viele Wartezeiten entstehen durch unzureichende Kommunikation, oft mit veralteten Kommunikationsmedien, wie ich im vorigen Kapitel immer wieder illustrieren konnte. Andererseits wird elektronische Kommunikation zu einer äußerst zeitraubenden Blockade, wenn die anvisierten Nutzer etwa mit einer Software nicht umgehen können oder sich Veränderungen in ihrem Arbeitsprozess widersetzen. Chancen und Risiken liegen eng beieinander.

Die Bedeutung von elektronischer Kommunikation zur Reduzierung von Patientenwartezeiten wird immer wieder erwähnt, und zwar auf sehr unterschiedlichen Ebenen:
Einmal der Ebene der krankenhausinternen Terminvergabe, dann auf der Ebene des Managements von Patientendaten:

Dabei können folgende Fragen als Leitlinien fungieren:

Elektronische Terminvergabe:

- Nützt ein Krankenhaus ein Programm zur elektronischen Terminvergabe?
- Wird es nur abteilungsintern oder sogar nur arztintern genutzt? oder steht es via Intranet auch anderen Abteilungen des Krankenhauses, möglicherweise eng kooperierenden Außenstellen auch zur Verfügung?
- Kann sich ein Patient auch online anmelden[146]?
- Gibt es ein System, in dem der Patient ggf. seine Verspätung via SMS oder Mail ankündigen kann?

Managements von Patientendaten

- Wie werden die Daten des Patienten verwaltet?
- Gibt es eine zumindest krankenhausinterne elektronische Patientenakte?
- Sind dabei Bilder miteingebunden, wie etwa Röntgen- oder Ultraschallbilder?
- Gibt es ein effizientes – übersichtliches, leicht zuzugreifendes und dennoch sicheres Bildarchivierungssystem[147]?
- Werden Arztbriefe der (elektronischen) Patientenakte zugefügt[148]?
- Wann werden neue Befunde, etwa durch Laboruntersuchungen, der (elektronischen) Patientenakte zugefügt?
- (Wie) werden Konsile dokumentiert?
- Wie bzw. wann werden ggf. neue Daten in diese elektronische Patientenakte eingespeist?

---

[146] Vgl. Loeser, 2006: 55
[147] Vgl. Bärwolff, Victor, Hüsken, 2006:3ff, Loeser, 2006: 74
[148] Vgl. Loeser, 2006: 74

- Kann der Nachbehandelnde – und sei es ein Arzt eine Abteilung weiter – sofort auf die Ergebnisse in verständlicher, leicht zu durchschauende, unmissverständliche Weise zugreifen?
- Wurde das Arzt-Patientengespräch in wesentlichen Punkten (elektronisch) dokumentiert?

Elektronische Kommunikation stellt so zumindest potenziell und unter der Maßgabe, dass die damit transferierten Daten wirklich sicher sind, eine wichtige Schaltstelle zur Reduktion von Wartezeiten dar.

4.4. Methoden III: Struktur und Organisation

4.4.1. Überblick

Systemische Modelle sind grundsätzlich dem herkömmlichen professionellen Modell überlegen, da sie entwicklungsoffen sind: „Es gibt zahlreiche Möglichkeiten, sinnvolle Ablaufalternativen zu finden." (Kothe-Zimmermann, 2006: 110)
Grundlegende Elemente sind dabei Autonomie, Leistung, Verantwortung und Vertrauen[149].
In einer repräsentativen Befragung von 13% deutscher Akutkrankenhäuser zeigt sich ein großer Bedarf an Prozessoptimierung, etwa zwei von drei Krankenhausleitern beurteilen die interne Organisation und den klinischen Alltag als schlecht, die Probleme scheinen dabei vor allem auf der horizontalen ebene, also zwischen Abteilungen und nicht IN Abteilungen zu liegen[150].

Die Prozessorientierung verlangt eine Sichtveränderung – statt der Organisationsstruktur mit ihren Regeln und Hierarchien wird nun der Prozess und damit das gemeinsam zu erzielende Ergebnis betont[151] - das ist ein wichtiger, nach Mentges unverzichtbarer Schritt, damit sie zukunftsfähig bleiben[152]. Die organisationale Struktur wird jedoch immer noch in den meisten Krankenhäusern betont, ein Umdenken fällt schwer[153]. Die mangelnde Kundenorientierung und die Betonung von Schnittstellen und Übergängen, das Besitzstandsdenken wird im Prozessdenken überholt. Hierarchien werden verflacht bzw. relativiert, Schnittstellen zugunsten einer kooperativen Kultur reduziert, der Kunde und die eigene Arbeitszufriedenheit und –qualität mehr in den Vordergrund gerückt[154].

Die Schritte sind dabei immer die gleichen – sie werden nur mit unterschiedlichen Methoden angereichert[155]:

---

[149] Vgl. Robra in Klauber, Robra, Schellschmidt, 2004: o.P.
[150] Vgl. Kienbaum, 2008: o.P
[151] Vgl. Mentges in Debatin, Goyen, Schmitz, 2006:102
[152] Vgl. Mentges in Debatin, Goyen, Schmitz, 2006:124
[153] Vgl. Mentges in Debatin, Goyen, Schmitz, 2006:113
[154] Vgl. Mentges in Debatin, Goyen, Schmitz, 2006:103
[155] Vgl. Vgl. Mentges in Debatin, Goyen, Schmitz, 2006: 110

- Erhebung des Ist-Zustandes bzw. Ist-Prozesses – durch Interviews, schriftlichen Befragungen und Beobachtungen;
- Modellierung des Ist-Prozesses: Auswertung der Interviews, Berichterstattung, grafische Darstellung;
- Abgleich der Ergebnisse mit den Beteiligten und ggf. erneuten Beobachtungen;
- Erstellung eines Soll-Prozesses durch Identifikation der wichtigsten Störfaktoren und ihre Beseitigung;
- Evaluation des Soll-Prozesses[156] mindestens durch ein Nachtreffen, am besten aber durch weitere Interviews und Beobachtungen.

Wie es Mentges formuliert: „Prozessorientierung muss die zentrale Leitlinie jeder Klinik sein, zum Wohle des Patienten und zur Sicherstellung des wirtschaftlichen Erfolgs." (Mentges in Debatin, Goyen, Schmitz, 2006: 102)

Unterschieden werden muss dabei zwischen „Struktur-, Prozess- und Ergebnisqualität" (Oberender, Hebborn, Zerth: 2006: 94). Alle drei Facetten sollten bei der Reduzierung von Wartezeiten im Auge behalten werden.

4.4.2. Die personelle Struktur

Bei allen Modellen stellt sich im Ende die Frage, auf wie viel Kräfte der Patient trifft, d.h. wie der Arzt-Patientenschlüssel und Pfleger-Patientenschlüssel in der Situation X ist. Es ist offensichtlich, dass gerade bei größeren Ankunftraten eine Abteilung in höherem Maße auf die Termintreue des Patienten und ein reibungslosen Funktionieren des Prozesses angewiesen ist[157] - inklusive der Planung des Nichtplanbaren, also von Notfällen oder personellen Ausfällen. Immer wieder muss ein Kompromiss zwischen den personellen Ressourcen eines Krankenhauses und dem dahinter stehenden Kostenrahmen und dem Recht des Patienten, in einer zumutbaren Zeit behandelt zu werden, gefunden werden[158]. Eine Grafik von Loeser soll dies verdeutlichen:

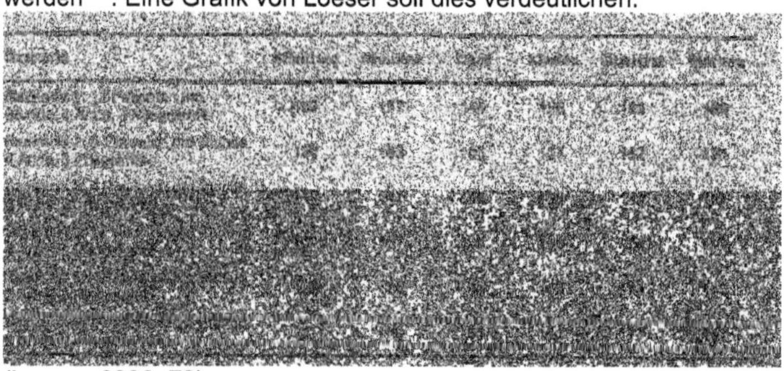

(Loeser, 2006: 70)

---

[156] Erstaunlicherweise erwähnt Mentges diesen Punkt in seinen Ausführungen nicht, m. E. ist er dennoch zentral für den Erfolg jeder Intervention

[157] Vgl. Loeser, 2006: 56

[158] Vgl. Loeser, 2006: 69ff

Abläufe müssen optimiert werden. Es reicht eben nicht – abgesehen davon, dass der enge Kostenrahmen der meisten Krankenhäuser dies auch gar nicht erlaubt – dass immer mehr Personal „eingekauft“ wird, die ständige Verbesserung der Abläufe und die zumindest Reduzierung von Reibungsverlusten im Prozess hilft, eine bessere Prozessqualität bei gleichen oder sogar gesunkenen Kosten zu erzielen[159].

4.4.3. Maßnahmen der Prozessmodellierung

„Krankenhäuser unter Druck: Die Prozessqualität ist die Grundlage“ (Rüegg-Stürm, 2007: o.P.)

Bei vielen Veränderungsmaßnahmen kommen inzwischen auch im Bereich des Gesundheitswesens wirtschaftliche Methoden der Optimierung zum Einsatz. Nachdem die Möglichkeit der Kontrollierbarkeit technisch-medizinischer Qualitäten (fast) ausgereizt erscheint, zudem da, wie vorhin schon diskutiert, zunehmend „weiche“ Qualitäten für den Patienten in den Blick geraten, versucht man, den Prozess zu optimieren – wie schon obig zitierte Schlagzeile illustriert.
Hilfreich sind hier Methoden der Prozessmodellierung, in der Tätigkeiten in ihren Ablauf- und Entscheidungs-zusammenhängen untersucht werden[160]. Kombiniert mit Patientenpfaden ergibt sich so ein realistischen Bild, wann und warum gewartet wird.
Ein Prozess gilt dabei nach Zapp und Dorenkamp als eine „strukturierte Folge von Verrichtungen. Diese Verrichtungen stehen in ziel- und sinnorientierter Beziehung zueinander und sind nur zur Aufgabenerfüllung angelegt mit definierten Ein- und Ausgangsgrößen und monetärem Mehrwert oder nicht monetären Mehrwert unter Beachtung zeitlicher Gegebenheiten.“ (Loeser, 2006: 14 nach Zapp und Dorenkamp)

Ziele einer solchen Prozessoptimierung kann die Erhöhung der Zufriedenheit der Patienten, der Mitarbeiter und der Einweiser sein, aber auch eine Verbesserung des Rufs in der Bevölkerung und in der Planungsbehörde[161]sein sowie eine weitgehende Einbindung des Krankenhauses in der Region und eine Verbesserung der baulichen Struktur des Krankenhauses[162].
Wesentliches Ziel eines Prozessmodells ist die Dokumentation und damit Transparenz[163] – jeder kann damit evaluieren, ob „seine“ Wirklichkeit und sein Arbeitsalltag wirklich in diesem Modell abgebildet werden und diesen mithilfe des leicht abstrahierten, standardisierten Modells diesen evaluieren.

Im Verbesserungsprozess geht es darum, die Strukturqualität zu verbessern, etwa Entscheidungswege, Kommunikationsnetze, Ressourcen-

---

[159] Vgl. Kothe-Zimmermann, 2006: 71, Vgl. Mentes in Debatin, Goyen, Schmitz, 2006:114ff
[160] Vgl. Loeser, 2006: 12
[161] Vgl. Kothe-Zimmermann, 2006: 30
[162] Vgl. Kothe-Zimmermann, 2006: 48
[163] Vgl. Kothe-Zimmermann, 2006: 43

zugriff etc.[164]. Dabei hilft die Standardisierung von als günstig und erfolgreich erkannten betrieblichen Prozessen[165].
Die Visualisierung hilft bei der Restrukturierung des Prozesses – auch in der Verhandlung im Team, denn Prozessoptimierungen sind Teamoptimierungen[166]. Man bekommt, einfacher gesprochen, einen anderen Blick auf seinen Arbeitsalltag und damit neue Ideen, diesen effizienter zu gestalten.

Dabei sind im Detail folgende Informationen vonnöten[167]:

- Art der Aktivität,
- Ort der Aktivität,
- Zeitbedarf der Aktivität,
- Anzahl der Mitarbeiter mit welchen Qualifikationen, die dazu benötigt werden,
- Art der nichtpersonellen Ressourcen wie Computer, Räume,
- Art der benötigten Informationen in Form welcher Medien (wie Informationen zur Erstanamnese in Form einer elektronischen Patientenakte),
- Art der während der Aktivität erstellten Informationen und
- weitere Details der Aktivität (fakultativ)

Um dies anhand eines Beispiels zu erläutern:

- Art der Aktivität: Anlegen einer Infusion zur Stabilisierung des Flüssigkeitshaushalts
- Ort der Aktivität: Behandlungsraum 1 der Ambulanz der Poliklinik X
- Zeitbedarf der Aktivität: 5 min, 30 sec.
- Anzahl der Mitarbeiter mit welchen Qualifikationen, die dazu benötigt werden: ein Pfleger, ein Arzt, eine Verwaltungskraft[168]
- Art der nichtpersonellen Ressourcen wie Computer, Räume:
    - Medizinisch-technische Ressourcen: Infusionsträger, Infusionsspritze, Infusionsflüssigkeit, Verbandsmaterial, sterile Einmalhandschuhe
    - Nichtmedizinische Ressourcen: Behandlungsraum, Liege, Ablage, Computer oder anderes Dokumentationsmittel
- Art der benötigten Informationen in Form welcher Medien (wie Informationen zur Erstanamnese in Form einer elektronischen Patientenakte): Patientenakte
- Art der während der Aktivität erstellten Informationen: Informationen zur durchgeführten Behandlung inklusive genauer Beschreibung des Präparats, Messung des Blutdrucks vor- und nach der Behandlung.
- Weitere Details der Aktivität (fakultativ): Der Patient verschmutzte mit seinen Schuhen die Liege.

---

[164] Vgl. Kothe-Zimmermann, 2006: 45
[165] Vgl. Kothe-Zimmermann, 2006: 43
[166] Vgl. Loeser, 2006: 14
[167] Vgl. Loeser, 2006: 16
[168] Vgl. Loeser, 2006: 20

Bei der Auswertung der Informationen ist jedoch zu beachten, dass auch erfahrene und dem Prozess offen gegenüberstehende Mitarbeiter nicht immer ein realistischen Bild von ihrer Arbeit und deren Begleitumständen zeigen, gerade was Zeitschätzungen anbelangt. Hier muss ergänzend beobachtet werden[169], natürlich mit Einverständnis des Patienten, da es die Schweigepflicht tangiert.

Informationen werden entweder durch ein simples Visualisierungsprogramm wie Power Point oder händisch mit einer Wandzeitung / am Flipchart visualisiert, eine andere Möglichkeit sind unterstützende Computerprogramme[170]. Der Kontrollfluss legt dabei fest, wie die Aktivitäten miteinander verknüpft sind[171]. Mit der gewonnenen Datenbasis kommt man so zu einer evaluierbaren Ist-Situation, die Voraussetzung für ein überzeugendes Veränderungsmodell ist.

Mentges listet in diesem Kontext folgende grundlegenden Maßnahmen der Prozessoptimierung auf[172]:
Entlastung durch...

- Weglassen – unnötiger Arbeiten, ggf. unnötiger Ressourcen, etwa bestimmter Gänge durch das Krankenhaus,
- Zusammenlegen – ähnlicher oder verwandter Prozesse, etwa bestimmter Verwaltungsarbeiten,
- Aufteilen – komplexer Prozesse zur Komplexitätsreduktion und damit Orientierungsgewinn, etwa beim Aufziehen bestimmter Medikamentierungen,
- Parallelisieren – simultanes Durchführen verschiedener Schritte, etwa das Aufzeichnen von Wehen,
- Auslagern bestimmter Teilschritte oder Teilschritte, etwa bestimmter Verwaltungsarbeiten,
- Überlappen: zeitversetzter Start verschiedener Schritte statt sequentieller Bearbeitung, das führt allerdings zu einer Komplexitätserhöhung.

Dazu müssen klare Verantwortlichkeiten für den Prozess definiert werden – und diese müssen natürlich auch regelmäßig von Zeit zu Zeit evaluiert werden[173].

4.4.4. Patientenpfade

Unter Patientenpfaden werden interdisziplinäre Versorgungspfade verstanden, die die optimale Abfolge und Terminierung der wichtigsten Interventionen festlegt, die von allen Disziplinen an einem Patienten mit einer bestimmten Diagnose bzw. Behandlung durchgeführt werden[174], unter Einbeziehung der

---

[169] Vgl. Loeser, 2006: 16, 19
[170] Vgl. Loeser, 2006: 16ff
[171] Vgl. Loeser, 2006: 20
[172] Vgl. Mentes in Debatin, Goyen, Schmitz, 2006:116ff
[173] Vgl. Mentges in Debatin, Goyen, Schmitz, 2006:106
[174] Vgl. Bartz, 2006: 37

notwendigen personellen, technischen und informellen Ressourcen[175]. Sie sind Workflowssysysteme, die Arbeit in ihrem Fluss, mit dem Fokus auf Patienten, darstellt[176].

Eine große Kritik an Patientenpfaden besteht darin, dass sie einen so menschlichen Prozess wie die Versorgung eines Patienten von der Behandlung „Fall-zu-Fall" standardisieren will. Geht das Menschlichen, gerade das Zwischenmenschliche nicht verloren, wenn man den Patienten und seinen Weg vom Eintreffen bis zur erfolgreichen Intervention wie ein Auto in verschiedene „Montagegruppen" und Schritte zerlegt[177]? Entgegenhalten kann man, dass eben neben dem Menschlichen ja eine räumlich-technisch-apparitiv-informelle Umgebung gibt, die organisiert wird, und bei der es nur eine Frage ist, WIE sie organisiert wird und nicht, OB sie organisiert wird: „Mängel im organisatorischen Ablauf werden sofort evident. Pannen und Störungen organisatorischer Art werden jedem Patienten unmittelbar sichtbar." (Mentges in in Debatin, Goyen, Schmitz, 2006: 101)
Abgebildete Prozesse können in verbesserte Patientenpfade münden[178].
Patientenpfade stellen gute Indizes, um Stellen zu identifizieren, wo Wartezeiten verringert oder vermieden werden können. Die wichtigsten Interventionen werden so standardisiert und evaluierbar gemacht. Im Vordergrund muss die Ganzheitlichkeit des abgebildeten Prozesses stehen[179].

Es ist eine attraktive Methode – sie scheint patientennah, wirkt aber auch so komplex, dass sie ein gutes Korrelat für das ja ebenfalls hochkomplexe Geschehen in einem Krankenhaus zu sein scheint[180]. Und sie verspricht gleichzeitig ein Maß an Standardisierung, das sowohl der Fehlerverringerung als auch der Beschleunigung bestimmter Prozesse dienen könnte – was durch die Freigabe vorher gebundener Ressourcen zu menschlichen, professionellen wie wirtschaftlichen Verbesserungen führen könnte.

Doch die Methode ist sehr aufwändig, und sie ist nur sinnvoll, wenn sie ständig aktualisiert wird – so zumindest Bartz[181]. Zudem sind die meisten Patientenpfade nicht hinreichend prozessorientiert (das verkompliziert die Methode ja andererseits auch), so dass sie nicht automatisch die Wirklichkeit und die künftigen Möglichkeiten abbildet[182]. Die alleinige Umsetzung der Grundform des Patientenpfades führt nur zu einer marginalen Verbesserung[183]. Angesichts dessen, dass wir etliche unaufwändigere Methoden zur Verbesserung von Wartezeiten haben, würde ich deshalb von Patientenpfaden in dieser Form als Methode zur Reduzierung von Wartezeiten verzichten. Mentges stellt fest, dass sich nach einer anfänglichen Euphorie über diese

---

[175] Vgl. Mentges in Debatin, Goyen, Schmitz, 2006: 104
[176] Vgl. Mentges in Debatin, Goyen, Schmitz, 2006: 112ff
[177] Vgl. Mentges in Debatin, Goyen, Schmitz, 2006: 100
[178] Vgl. Kothe-Zimmermann, 2006: 72
[179] Vgl. Mentges in Debatin, Goyen, Schmitz, 2006: 105
[180] Vgl. Bartz, 2006: 10
[181] Vgl. Bartz, 2006: 52
[182] Vgl. Bartz, 2006: 54
[183] Vgl. Bartz, 2006: 51

Methode zunehmend Ernüchterung breit macht[184]. Er stellt aber im Gegensatz zu Bartz Patientenpfade als eine durchaus mehrstufig zu realisierende Form dar, die natürlich mit komplizierten Computerprogrammen und Simulationstools noch ausgefeilter darzustellen ist. In der einfachen Form reicht zur Darstellung auch ein einfaches Grafiktool[185].
Natürlich geht es mit der Einsatz von EDV schneller, und Veränderungen lassen sich leichter einarbeiten, auch die Möglichkeit, Patientenpfade als Basis einer Simulation geplanter Veränderungen zu benützen – und diese dann schon vor der Veränderung korrigieren zu können, ist EDV-gestützt viel einfacher zu bewerkstelligen[186] – wenn das entsprechende Wissen über die Bedienung des Programms vorhanden ist.

4.4.5. Warteschlangenmodelle

Warteschlangenmodelle kommen etwa „bei der Analyse von Engpässen in Betriebssystemen zum Einsatz, in denen Kunden in regelmäßiger oder zufälliger Folge eintreffen und dort mit unregelmäßigen oder bestimmten Abfertigungszeiten bedient werden.“ (Loeser, 2006: 7) Sie verlangen weniger Daten als bei der Simulation und können dadurch auch Veränderungen angepasst werden[187].
Warteschlangenmodelle erlauben grundsätzlich Informationen über Systeme, bei denen „Kunden“ ein System betreten, an einer oder mehrere „Bedieneinrichtungen“ ankommen und dort abgefertigt werden, um anschließend das System wieder zu verlassen[188].
Diese Systeme können räumlich-dreidimensional vorhanden sein – ein konkretes Krankenhaus, mit konkreten Warte- und Behandlungsräumen – oder auch nur virtuell – etwa im Internet.

Folgende Merkmale sind für Warteschlangenmodelle bedeutsam[189]:

- Die Ankunftsrate – „die mittlere Anzahl von Ankünften pro Zeiteinheit“ (Loeser, 2006: 24), also die pro Zeiteinheit eingetroffenen Patienten wie durchschnittlich 10 Patienten pro Stunde, dabei muss die Termintreue der Patienten unter Berücksichtigung erhobener Daten noch definiert werden;
- die Bedien (Service-)rate – die Zahl der Kunden, die pro Zeiteinheit in der Bedieneinrichtung bearbeitet werden;
- die Zahl und Struktur der Bedienkanäle – Ein-Bedienkanäle oder Mehr-Bedienkanäle mit parallel oder seriell liegenden Bedienkanälen, wobei bei parallel liegenden Bedienkanälen noch zu unterschieden ist, ob für alle Bedienstationen eine gemeinsame Warteschlange oder je eine Warteschlange pro Bedienelement existiert;

---

[184] Vgl. Mentges in Debatin, Goyen, Schmitz, 2006:108
[185] Vgl. Mentges in Debatin, Goyen, Schmitz, 2006: 107
[186] Vgl. Mentges in Debatin, Goyen, Schmitz, 2006: 113ff
[187] Vgl. Loeser, 2006:8
[188] Vgl. Loeser, 2006: 24
[189] Vgl. Loeser, 2006:24ff

- Warteschlangendisziplin – die Frage nach dem offiziellen Auswahlverfahren – kommt der dran, der zuerst da war (FIFO – first in first out)? Oder der dran, der zuletzt dran war (last in first out)? Oder geht es nach dem Zufallsprinzip?
- die Warteraumcharakteristik – Warteschlangen mit endlichem oder unendlichen Warteraum; und die
- Ankunftsverteilung[190]: poissonverteilt, konstant verteilt, beliebig verteilt oder fest vorgegeben, also die Frage, welche Ankunftsverteilung am wahrscheinlichsten ist.

Es lassen sich aus der Erhebung folgende Daten gewinnen[191]:

- Wie viele Kunden sich durchschnittlich im System befinden und wie viel Zeit sie dort durchschnittlich verbringen,
- wie viele Kunden sich durchschnittlich in der Warteschlange befinden und wie viel Zeit sie dort durchschnittlich verbringen,
- wie hoch die Wahrscheinlichkeit ist, dass sich eine bestimmte Zahl von Kunden im System befindet,
- wie hoch die Auslastung der Bedienkanäle ist,
- wie hoch die Wahrscheinlichkeit ist, dass ein Kunde warten muss.

Es zeigt sich dabei, dass eine gemeinsame Warteschlange für zwei oder mehr Bedienkanäle – also etwa in der Ambulanz tätige Ärzte – an sich sinnvoller ist und weniger Wartezeiten produziert, sofern es sich um Erstvorstellungen handelt, jedoch nicht, wenn es sich um Wiedervorsteller handelt – dann ist es sinnvoller und zeitschonender, wenn der Patient „seinen" Arzt spricht[192] – nicht nur aus Gründen der Behandlungskontinuität, sondern weil sich der Arzt nicht mehr vollständig in eine neue Krankheitsgeschichte und in einen neuen Kommunikationsstil einarbeiten muss:

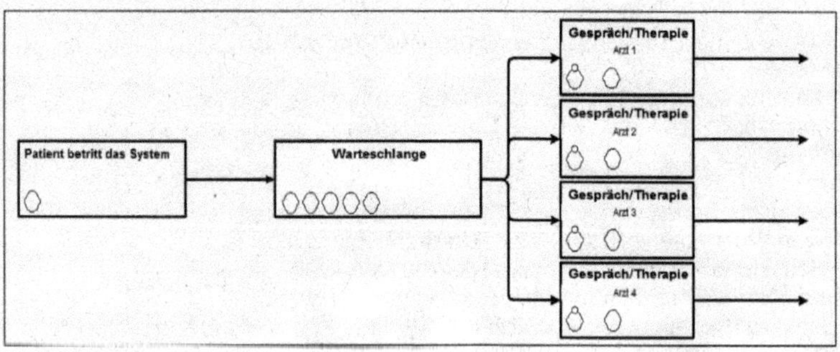

[190] Vgl. Loeser, 2006: 26
[191] Vgl. Loeser, 2006: 27
[192] Vgl. Loeser, 2006: 31

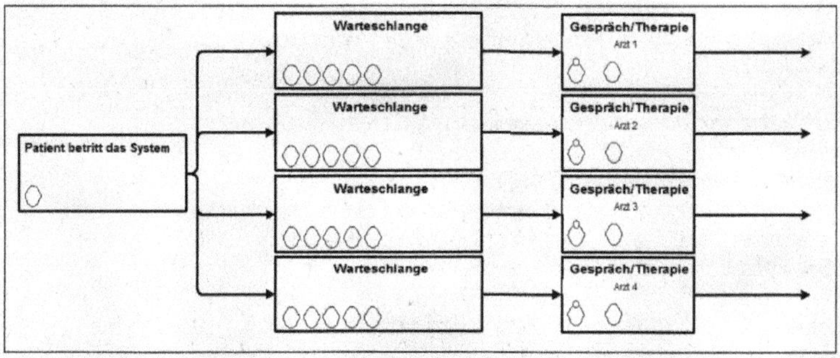

(beide Grafiken aus Loeser, 2006: 30)

Es zeigt sich, dass eine genaue Terminvergabe in sinnvollen Intervallen Wartezeiten deutlich reduzieren kann, und auch Belastungsspitzen für nachfolgende Abteilungen, die ja wieder mit Wartezeiten verbunden sind, abzuwenden in der Lage ist[193].

Warteschlangenmodelle sind so von hohem Wert für Optimierungen der Terminplanungen und dem Durchspielen verschiedener Terminszenarien.

4.5. Die Bedeutung von Standardisierungen: Fazit

Grundlegend ist allen Methoden, dass sie (evaluierbare) Ist-Szenarien modulieren, auf deren Basis sie bestimmte Daten gewinnen wie „Wie lange dauert eine Standardsprechstunde und welche Varianzen der Dauer sind festzustellen?“[194]. Werden wiederkehrende Muster festgestellt, liegt der Gedanke einer Standardisierung nahe, die hilft, künftig etwa die Dauer bestimmter Anwendungen vorherzusagen und damit auch besser in den Terminplan einzupassen.

So lässt sich nach Erhebungen Loesers etwa die Dauer einer Standardsprechstunde recht gut vorhersagen, Spezialsprechstunden wie Oberarzt- oder Kindersprechstunden dagegen äußerst schlecht[195]. Loeser vermutet, dass Spezialsprechstunden in der Regel von erfahreneren Ärzten durchgeführt würden, die ihr Arbeitstempo eher auch einmal an bestimmte Belastungsspitzen anpassen könnten[196].

Standardisierung hilft demzufolge, Veränderungspotentiale zu identifizieren und kontrolliert umzusetzen.

---

[193] Vgl. Loeser, 2006: 73
[194] Vgl. Busse, Riesberg:2005: V, Loeser, 2006: 59
[195] Vgl. Loeser, 2006:65
[196] Vgl. Loeser, 2006:68

Am einfachsten und zielführendsten erscheinen mir, um die abschließend zu formulieren, immer noch strukturierte Interviews, gekoppelt mit Beobachtungen und einer Visualisierung, die eine Analyse des Ist-Zustands und gemeinsame Formulierung des Soll-Zustands erlauben, wobei alle Prozessbeteiligten eingebunden werden sollten[197] – keiner ist zu unwichtig dazu um nicht in den Prozess eingebunden zu werden, keiner zu wichtig dazu, dass er es nicht nötig hätte.

An dieser Stelle möchte ich auch noch auf die Bedeutung von Evaluationsprozessen auch nach dem Projekt hinweisen. Es ist wichtig, sich vor dem Veränderungsprozess Strategien zu überlegen, die die Nachhaltigkeit dieser Veränderung sichern[198].

5. Ergebnisse

Aus den verschiedenen Methoden ergeben sich folgende besonders wichtige Punkte, die als Ergebnisse dieser Arbeit mir besonders wichtig erscheinen::

5.1. Die Verfügbarkeit von Informationen

Die Art der Informationsverarbeitung in einer Institution ist immer auch Abbild ihrer Organisationsstruktur – darauf weist Mentges hin[199]. Dabei ist klar, dass sich auch Schwächen, Veraltetes und Fehlerhaftes darin abbildet. Informationen und Strategien der Informationsgewinnung und –bewertung sind Grundlage medizinisch-pflegerischen Handelns – am Anfang steht oft eine diagnostische Phase. Ich muss den Patienten ja erst einmal und sei es noch so oberflächlich (bei Notfällen) untersuchen, bevor ich beginnen kann, ihn zu behandeln.

Oft ist den entsprechenden Stellen nicht die nötige Information vorhanden[200]. Entweder, dass Befunde anderer Ärzte nicht zur Verfügung stehen, dass Röntgenbilder fehlen, die im Haus selbst oder von anderen Stellen gemacht wurden, oder dass die schon vorhandene Patientenakte bei Wiedervorstellern nicht termingerecht greifbar ist.

Die Folgen sind im günstigsten Fall terminliche Verzögerungen, in weniger günstigen Fällen an sich medizinisch unnötige Duplikatuntersuchungen, die im ungünstigen Fall schmerzhaft oder gesundheitlich belastend sein können.

Verbesserte Informationsstrategien und –medien erfordern allerdings natürlich auch gewisse Sachressourcen, etwa dass jeder Sprechstundenarbeitsplatz mit

---

[197] Vgl. Loeser, 2006: 52
[198] Vgl. Mentges in Debatin, Goyen, Schmitz, 2006: 118
[199] Vgl. Mentges in Debatin, Goyen, Schmitz, 2006:113
[200] Vgl. Loeser, 2006: 53ff, 73

einem PC ausgestattet wird[201]. Und sie erfordern, darauf wies ich ja auch in dieser Arbeit mehrfach hin, gewisse Kompetenzen, die nicht automatisch vorauszusetzen sind.
Andere Länder wie Finnland haben schon länger die elektronische Patientenakte eingeführt, die dazu führt, dass bei funktionsfähigem Computer mit Internetanschluss und entsprechendem Passwort die Daten des Patienten inklusive aller Befunde im Ende überall, ob an der Pforte oder im Behandlungszimmer, zur Verfügung stehen. Ein m. E. allerdings bewältigbares Problem stellt der Datenschutz dar. Im Ende halte ich die reale Gefahr einer Belastung durch eine Doppeluntersuchung deutlich höher als die hypothetische Gefahr eines Missbrauchs an Daten.

5.2. Multifunktionalität oder das Problem der Bilokation

Ein weiteres oft benanntes Problem ist, dass Kräfte eigentlich an zwei Stellen zur gleichen Zeit benötigt werden würden – etwa in der Ambulanz oder auf der Station. Die Einführung eines Poliklinik- oder Ambulanzteams, deren alleinige Aufgabe die Betreuung der ambulanten Patienten ist, kann solche Doppelbelastungen vermeiden[202]. Loeser erhob, dass vor einer solchen strukturellen Veränderung 26% der ärztlichen Tätigkeiten während der ambulanten Sprechstunde nicht der ambulanten Krankenversorgung dienten[203].

Dazu gehört der gewachsene Verwaltungsaufwand, der auch durch jede Gesundheitsreform der letzten Zeit weiter anzusteigen scheint – derzeit werden etwa 45% Prozent der Arbeitszeit eines Arztes für administrative Aufgaben verwendet[204].
M.E. hat hier das Gesundheitssystem in Finnland eine verlockende Lösung gefunden – nämlich mehr (billige) Verwaltungskräfte einzusetzen und durch elektronische Vernetzung den Dokumentationsaufwand an sich zu reduzieren. Hier lohnt es sich m.E. doch wieder zu fragen, wessen Zeit kostbarer ist bzw. wie besonders teure Arbeitszeit am fachlich sinnvollsten eingesetzt werden kann[205].

---

[201] Vgl. Loeser, 2006: 76
[202] Vgl. Loeser, 2006: 73
[203] Vgl. Loeser, 2006: 75
[204] Vgl. Loeser, 2006: 54
[205] Vgl. Loeser, 2006: 54

5.3. Der Patient

Neben den institutionell-pflegerisch-ärztlichen Verhaltensmustern stellt sich auch die Frage, welche Verhaltensmuster an Patienten zu beobachten sind[206], die möglicherweise zur Verlängerung ihrer Wartezeit beitragen.

Patienten müssen pünktlicher kommen[207] und das Krankenhaus kann ihnen dabei helfen. Mindestens, indem das Krankenhaus den Patienten darauf hinweist, wie wichtig die exakte Einhaltung des Termins hinweist[208].
Während der Arbeit frage ich mich immer wieder, wie man wohl die Patienten dazu bringen könnte, pünktlicher zu sein. Mir viel ein, ihnen einen Ausdruck der Fahrtzeiten mit öffentlichen Verkehrsmitteln zu geben (jeder Praktikant kann solchen Service leisten, und sicher gibt es dazu inzwischen vergleichsweise leicht zu bedienende Programme), oder ihn bei länger ausgemachten Terminen eine Woche davor automatisch elektronisch daran zu erinnern.
Natürlich sind auch Geldbeträge zur Aufwandsentschädigung denkbar, wie es manche Arztpraxen seit längerem praktizieren, aber ich bin immer dafür, es zuerst mit Kompetenzvermittlung und positiven Anreizen zu versuchen.

5.4. Schnittstellenprobleme

Bei dem Versuch, Wartezeiten zu reduzieren scheint es günstig, abteilungsübergreifende Projektteams zu etablieren[209].
Abteilungen im Krankenhaus und zwischen verschiedenen Abteilungen könnten noch effizienter zusammenarbeiten[210]. Informationsverlust findet besonders oft hier statt.
Die krankenhausinterne Infrastruktur und krankenhausexterne Infrastruktur kann durch unterschiedlichste Maßnahmen verbessert werden:

- Warteschlangenmodelle – besonders für die interne Zusammenarbeit,
- Prozesssimulation – auch für die externe Zusammenarbeit und
- Umstellen auf Krankenhausinformationssysteme inkl. einer elektronischen Patientenakte.

Grundsätzlich können bei Schnittstellenproblemen auch erweiterte bzw. stärker aufeinander angepasste Öffnungszeiten helfen, Wartezeiten zu verringern – auch Termine am Abend und am Samstag müssen dabei nicht tabu sein[211].

---

206 Vgl. Oberender, Hebborn, Zerth: 2006: 15
207 Vgl. Loeser, 2006: 73
208 Vgl. Loeser, 2006: 76
209 Vgl. Grossmann, Scala, 2002: 31
210 Vgl. Loeser, 2006: 73
211 Vgl. Sommer, 2006: 2

5.5. Überlegungen zur räumlichen Struktur

Einen interessanten Aspekt finde ich Überlegungen zur baulichen Struktur des Krankenhauses. Krankenhäuser sind ständig wachsende, sich ständig umbildende Strukturen, diese Veränderungen schlagen sich natürlich auch räumlich nieder. Dabei geht sicher manchmal etwas nicht ganz reibungslos, teilweise gelingt der Veränderungsprozess nicht ganz, und neue Reibungsflächen und Probleme entstehen, die sich dann auch in einer Erhöhung der Wartezeiten ausdrücken können.

Deshalb erscheint es mir sinnvoll, vor baulichen Veränderungen genauestens den workflow zu simulieren und potenzielle Verbesserungen noch in der Planungsphase zu diskutieren, zu simulieren und dann gegebenenfalls umzusetzen. Stühle lassen sich vergleichsweise leicht verrücken, Wände weniger.

5.6. Perception Management

Zur Soforthilfe gegen lange Wartezeiten fand ich Maisters Ansatz besonders funktional. Sie verbindet Ansätze der sozialpsychologischen Attributionstheorie und der Wahrnehmungspsychologie. Maister hat acht Thesen zur Wahrnehmung von Wartezeiten formuliert. Ich halte diese Thesen für grundlegend und fruchtbar für das Wartezeitenmanagement im Krankenhaus. Maister beschreibt[212]:

- Die Zeit, die man unbeschäftigt ist, wird im Vergleich zu der Zeit, die man beschäftigt ist, als länger empfunden.
  Folglich ist m. E. der Patient gut zu beschäftigen und eine angereicherte, positiv stimulierende Umwelt zu schaffen.
- Auf eine Leistungserbringung zu warten dauert subjektiv länger als während einer Leistungserbringung zu warten.
  Es steht hier zu fragen, inwieweit der Patient die Wartezeit in irgendeiner Weise für seine Gesundheit nutzen kann, und sei es nur durch ansprechende Lektüre zu gesundem Verhalten.
- Angst lässt Wartezeiten länger erscheinen (sicher auch: Schmerzen oder eine akut manifeste psychische Erkrankung). Es ist wichtig, eine möglichst warme, angstreduzierende Umwelt zu schaffen. Kleine Bewegungsanreize könnten hier helfen. Wenn in (fast) jede Kinderarztpraxis ein kleines Klettergerüst, Schaukelpferde etc. locken, warum nicht auch ähnliches für eine Ambulanz, und für Erwachsene?
- Unsichere Wartezeiten erscheinen länger als bekannte Wartezeiten, deren Begrenzung evident ist. IKEA gibt inzwischen mit der Wartenummer eine Schätzung der Wartezeit heraus. Warum nicht auch eine Poliklinik?

---

[212] Vgl. Fuchs, 2008: 2

- Unerklärte Wartezeiten erscheinen subjektiv länger als erklärte, deren Grund dem Patienten / Kunden plausibel gemacht ist. Desto spezifischer die Aussagen darüber werden, desto eher kann der verärgerte Patient wirklich Umstände am Werk sehen und nicht die Unfähigkeit des Klinikpersonals, Termine effizient einzuplanen.
- Ungerechte Wartezeiten werden subjektiv länger empfunden als gerechte. S. „ungeklärte Wartezeiten".
- Als je wertvoller eine Leistung empfunden wird, desto länger sind Kunden bereit zu warten.
- Alleine zu Warten wird im Gegensatz zum Warten in der Gruppe als länger empfunden. Und hier sind wir wieder fast bei der Nullhypothese des Beginns: Warten in der Gruppe ist nicht immer negativ, es kann auch die Geborgenheit einer Schicksalsgemeinschaft auf Zeit schenken.

Zu bedenken sind m. E. auch Kleinigkeiten, wie etwa die Gestaltung eines Warteraums mit Zeitschriften oder sogar einer Zeitung, Kinderspielzeug und so bequemen Stühlen, dass sich auch ältere Patienten und Patienten mit akuten Schmerzsymptomen halbwegs wohl darauf fühlen.

Interessant wird dieses Wahrnehmungsmanagement vor allem deshalb, weil es in der Regel kostengünstiger ist – es verlangt zwar eine andere Art, mit dem Patienten umzugehen, aber es verlangt kaum mehr personelle oder materielle Ressourcen.

6. Leidensdruck: Ein letztes Fazit

„Muss ein Gesundheitssystem, das alle, Patienten, Ärzte und Pflegepersonal, befriedigen kann, eine Illusion bleiben?" (Hannersnann, 2006: 4)

Natürlich nicht. Am Anfang steht, auch wenn es unangenehm ist, ein gewisser Leidensdruck: „Patienten stören sich an vielen Dingen. Meistens trauen sie sich aber nicht, das auch zu sagen." (Bartens, 2007: 207) Wartezeiten werden vermutlich immer noch von Patienten zu wenig moniert, da Patienten Angst haben, durch ihre Beschwerde schlechter behandelt zu werden[213]. Ein gutes, schnelles Beschwerdemanagement könnte hier Abhilfe schaffen und helfen, frühzeitig zu erkennen, wann etwas stört und etwa Wartezeiten lästig werden[214].

Andererseits werden durch viele Reorganisationsmaßnahmen Pfleger und Ärzte und eine noch größeren Druck gesetzt. Und der wirkt sich nicht immer produktiv aus: „Viele Betroffene reagieren auf die Umstrukturierung mit Verunsicherung. Ja, sie entwickeln Verlustängste und erleben die Neuordnung häufig als statusmindernd. Das führt zu Gegenreaktionen, die den Innovationsprozess

---

[213] Vgl. Bartens, 2007: 108
[214] Vgl. Scheyrökk, Gericke in Busse, Scheyröck und Gericke, 2006: 173ff

immer wieder verlangsamen. Nüchternheit und Sachlichkeit gilt es zu stärken." (Lohmann in Debatin, Goyen, Schmitz, 2006: VII)
Ein größerer Druck sollte nun wirklich nicht das Ziel sein – im Gegenteil sollte die gezielte Entlastung eines der günstigen „Nebenwirkungen" eines solchen Prozesses sein[215]. So kann das Ergebnis einer Reduzierung von Patientenwartezeiten eine win-win-Situation für Patienten wie das pflegerisch-medizinische Personal sein.
Zudem ist von einem Anwachsen von Regeln abzusehen. Eine gute Steuerung kann nicht bedeuten, alles in Regeln zu ersticken[216]. Das ist schwer umzusetzen, aber lohnenswert.

Technik ist so ein hübsches Spielzeug (und zudem oft noch ein nicht zu unterschätzendes Statussymbol) nichts desto trotz ist zu fragen, inwieweit mit welcher medizinischen und Informationstechnologie es wirklich zu Zeitersparnissen kommt und ob die Einweisung ausreichend war[217]. Und: Keine noch so gute Computersoftware kann bei allem begrüßenswerten technischen Fortschritt das menschliche Miteinander ersetzen.

Kostenbegrenzung kann es nicht immer sein, die Qualität, die wir gerade erreicht haben, hatte und hat ihren Preis[218].

Es ist zu bedenken, dass sich im Zuge der Reorganisation von Krankenhäusern auch Patientenerwartungen ändern können. War man es früher gewohnt, längere Zeit im Wartezimmer zu verbringen, können jetzt schon kürzere Wartezeiten als lästig oder sogar unzumutbar empfunden werden. Das ist nicht „undankbar" von Patienten, Reorganisationsmaßnahmen können einfach Erwartungen stimulieren, gerade wenn sich andere Krankenhäuser vielleicht schneller an geänderte Erwartungen anpassen. Obwohl in Krankenhaus A vielleicht weiterhin hervorragende medizinisch-pflegerische Arbeit geleistet wird, kann es trotzdem veraltet wirken.

Es stellt sich die Frage, ob künftig bestimmte Patientengruppen zu bevorzugen sind, etwa Kinder oder ältere Menschen[219]. Wer hat es zuerst „verdient", bedient zu werden? Wem ist eine Wartezeit am wenigsten zuzumuten? Das sind unangenehme Fragen, ich vermute, dass sie trotzdem gestellt werden müssen.

Im Ende kann auch darüber nachgedacht werden, Entschädigungen für zu lange Wartezeiten, wie sie die Bahn seit längerem anbietet[220], auch IKEA und andere Dienstleister, in ein Wartezeitenmanagement einzubeziehen.

„Alles fließt." Diese alte Formel Heraklits gilt auch für das System Krankenhaus: Auch das System Krankenhaus verändert sich im Lauf der Zeit. Krankenhäuser

---

[215] Vgl. Scala in Grossmann, Scala, 2002:146
[216] Vgl. Oberender, Hebborn, Zerth: 2006: 135
[217] Vgl. Busse, Riesberg, 2005: 175, Kothe-Zimmermann, 2006: 139ff
[218] Vgl. Busse, Riesberg, 2005: 243
[219] Vgl. Loeser, 2006: 69
[220] Vgl. sba/AFP, 2008: o.P.

müssen sich dem Wettbewerb stellen, sonst werden sie Schaden nehmen. „Erfolgreich auf dem Markt besehen kann nur ein Krankenhaus, welches sich adäquat an die veränderten Bedingungen anpassen kann." (Bartz, 2006: 24)

Es ist im Sinne aller, Patientenwartezeiten so weit wie möglich einzudämmen. So könnte im Idealfall ein perfektes win-win-Szenario am Ende stehen, in der Ärzte entspannter, Pfleger selbstbewusster und ruhiger und Patienten weniger belastet wären.
Es gibt vielfältige Möglichkeiten, Wartezeiten zu reduzieren. Sehr aufwändige Methoden, die vermutlich eher im Zuge einer weiterreichenden Reorganisation eines Krankenhauses angewendet werden, wie Warteschlangensimulationen, andere, die je nach Ist-Zustand teuer werden können – wie die Einführung eines Krankenhausinformationssystems - eher niedrigschwellige Maßnahmen wie eine kleine Umgestaltung des Wartezimmers, die schnell gemacht ist und Maßnahmen, die länger brauchen, wie Prozesse, in denen es darum geht, eine andere Arbeitskultur zu entwickeln. In jedem Fall – es lohnt sich.

7. Quellenverzeichnis

7.1. Literaturquellen

Bärwolff, H., Victor, F., Hüsken, V. (2006) IT-Systeme in der Medizin, Wiesbaden: Vieweg.

Bartens, W. , (2007) Das Ärztehasserbuch, München: Knaur.

Bartz, M., (2006) Patientenpfade, Berlin: VDM.

Busse, R., Riesberg, A. (2005) Gesundheitssysteme im Wandel: Deutschland, Berlin: Medizinisch-wissenschaftliche Verlagsgesellschaft.

Busse, R., Schreyrögg, J., Gericke, C. (Hg) (2006) Management im Gesundheitswesen, Berlin: Springer.

Debatin, J., Goyen, M., Schmitz C. (Hg.) (2006) Zukunft Krankenhaus, Berlin: ABW.

Grossmann, R., Scala, K., (Hg.) (2002) intelligentes krankenhaus, Wien: Springer.

Hofmarcher, M., Rack, H., (2006) Gesundheitssysteme im Wandel: Österreich, Berlin: Medizinisch-wissenschaftliche Verlagsgesellschaft.

Justo, G., (2004) Dominanz und Unterwerfung in der Körpersprache, München: Grin.

Kothe-Zimmermann, H. (2006) Prozesskostenrechnung und Prozessoptimierung im Krankenhaus, Stuttgart: Kohlhammer.

Lindenmeier, J., (2004) Yield-Management und Kundenzufriedenheit, Wiesbaden: DUV.

Loeser, S. (2006) Modellierung und Prozessoptimierung der Organisationsstruktur in der orthopädischen Poliklinik, Marburg: Inaugural-Dissertation.

Nagel, E. (Hg.) (2007) Das Gesundheitswesen in Deutschland, Köln: Deutscher Ärzte-Verlag.

Oberender, P., Hebborn, A., Zerth, J. (2007) Wachstumsmarkt Gesundheit, Stuttgart: UTB.

Obholzer, A., Roberts, V. (Hg.) (1994) The Unconscious at Work, London: Routledge.

7.2. Quellen aus dem Internet

Beske, F. (2007, abgerufen 15.9.08) Gesundheitswesen: Qualität gibt es nicht zum Nulltarif, Deutsches Ärzteblatt 2007; (51-52), www.aerzteblatt.de

Finnischer Ärzteverband (2003, abgerufen 13.9.08) Die

Gesundheitsversorgung und der Arztberuf in Finnland, laakariliitto.fi/files/SAKSA.pdf

Fuchs, W. (2008, abgerufen 22.9.08) Bitte warten! Economag.de/magazin/2008/3/73+Bitte+Warten%21

GEK (abgerufen 22.9.08) Kein früherer Arzttermin möglich? gek.de/service/gek-interaktiv/wartezeitenmanagement/index.html

geographixx (abgerufen 15.9.08) Einwohner, geographixx.de/ einwohner

Geraedts, M., (abgerufen 22.9.2008) Qualitätsberichte deutscher Krankenhäuser, weisse-liste.de/downloads.133.html

Hannernann, M., (2006, abgerufen 13.9.08) Das Vorbild, brandeins 6/2006, brandeins.de.

Kienbaum (abgerufen 24.9.08) Kienbaum Krankenhaus-Studie 2002, www4.kienbaum.de/shopweb/index.aspx?action= show_product_detail&product=60

Klauber, J., Robra, B.-P., Schellschmidt, H. (2004, abgerufen 22.9.08) Krankenhaus-Report 2004. Zusammenfassungen, http://aok.mediahost.de/imperia/md/content/partnerkrankenhaus/pdf2/khr_kernaussagen_2004.pdf

MISSOC (2002, abgerufen 13.9.08) Social Protection in the Member States in the EU Member States and the European Economic Area, ec.europa.eu/employment_social/missoc/2002/

ORF (abgerufen 22.9.08) Veraltete Regelungen, oesterreich.orf.at/vorarlberg/stories/242855/

Rüegg-Stürm, J. (2007, abgerufen 15.9.08) Krankenhäuser unter Druck: Die Prozessqualität ist die Grundlage, Deutsches Ärzteblatt 2007; (50), www.aerzteblatt.de

Sba/AFP (abgerufen 26.9.08) Entschädigung für Wartezeiten neu geregelt, http://www.tagesspiegel.de/politik/deutschland/ Deutsche-Bahn-Zugreisende;art122,2574777

Sommer, C. (2006, abgerufen 13.9.08) Die Medizin-Dienstleister, brandeins 6/2006, brandeins.de.

Verbraucherzentrale Bremen (2004, abgerufen 30.9.08) Wartezeit, verbraucherzentrale-bremen.de/beratung/gesundheit/patienten lexikon.html#Wartezeit

Wikipedia (abgerufen 30.9.08) Gesetzliche Krankenversicherung, de.wikipedia.org/wiki/Gesetzliche_Krankenversicherung.